血液栄養解析を活用！

うつぬけ食事術

精神科医　奥平智之

KKベストセラーズ

はじめに

「今のこの知識があれば、もっと多くの患者さんを救うことができたのに…」

栄養面からの治療法に出合い、その効果を実感し、強くそう感じています。

こんにちは。埼玉県で栄養専門の精神科医をしています、奥平智之です。数ある書籍の中から、この本を手に取ってくださり、ありがとうございます。

きっと、ご自身やご家族の方が、ココロの不調でつらい思いをされているんでしょうね。この書籍が少しでも、回復の手助けとなれば、とてもうれしく思います。

栄養学的治療って、ご存じですか？

栄養面からココロやカラダの不調の回復を目指す治療のことです。

健康診断ではオールAなのに、疲れやすいし、気分は晴れないし、やる気は出ないし、眠りが浅い。そんなうつ症状の原因に、栄養の問題が隠れているかもしれません。栄養面から血液検査の結果を〝深読み〟すると、実は、C判定やD判定で、『栄養型うつ』かもしれないという人が少なくありません。

『栄養型うつ』とは、鉄欠乏などの栄養の問題を解決することで、よくなる「うつ状態」のことです。

栄養でうつがよくなるなんて信じられない、と思われる人もいると思いますが、これは事実です。しかしながら、残念なことに、メンタ

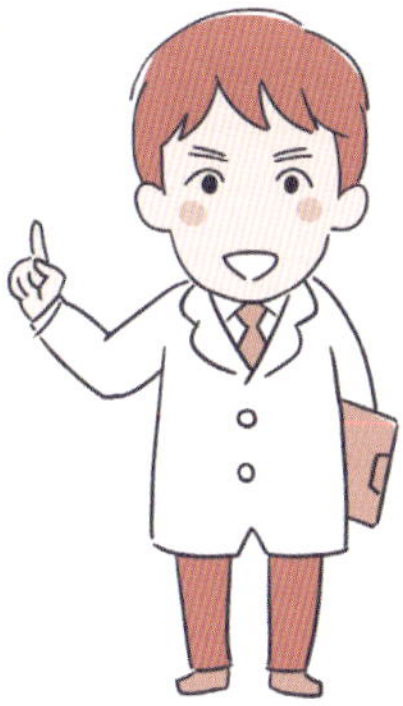

ルヘルス領域で、栄養の問題は重要視されていません。その状況が変わると、救われる人たちが増えると確信し、栄養の大切さを伝えるために、『栄養型うつ』と名付けて、全国で啓蒙活動をしています。

この書籍では、まず、マンガでわかりやすく、血液検査の栄養面での活用法をご紹介しています。そして、私が定義した『栄養型うつ』の概念を説明した後に、代表的な６つの栄養型うつのタイプについて、詳しく書いています。例えば、鉄欠乏うつ。チェックリストで、自分が当てはまるかをセルフチェックしながら、鉄という栄養素の特徴や、鉄欠乏がココロやカラダに及ぼす影響について学んでいただけます。

私たちは、「食べて消化吸収されたもの」でできています。食事をしても、腸の状態が悪ければ、せっかくとった栄養も身になりません。『栄養型うつ』を早く治すには、腸が重要です。腸内環境をよくすることの大切さや、現代人が抱える腸の問題についても、イラストを用いてわかりやすくまとめました。

では、具体的に何をしたらいいのでしょうか？　栄養型うつの治療の基本は食事です。オススメの食材や、消化吸収を助ける工夫、具体的なレシピもご紹介しています。また、私は漢方医でもありますので、栄養型うつ改善の強い味方である漢方薬についても、オススメを書かせていただきました。

　そして最後に、血液検査を栄養面からチェックする具体的な方法を解説しています。この章は、医療者向けです。

「メンタルヘルスは食事から」。食事や栄養の重要性を理解して、必要な栄養をとったり、食事の質をよくしたりすると、自己治癒力が上がり、ストレスに強いカラダになります。今、ココロの不調でつらい思いをしている人はもちろん、今、ココロの不調がない人も、本書を通じて、食事や栄養の重要性を理解し、ご自身や周りの方々の健康に活かしていただけるとうれしく思います。

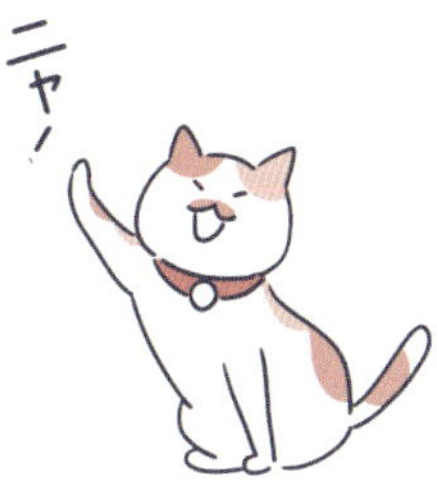

CONTENTS

PART 5

PART 1

あなたのその不調「栄養型うつ」かも?

憂うつ、疲れやすい、眠れない…

あなたのその不調に

栄養による“うつ状態”が

隠れているかもしれません。

1 うつ状態は栄養の問題?

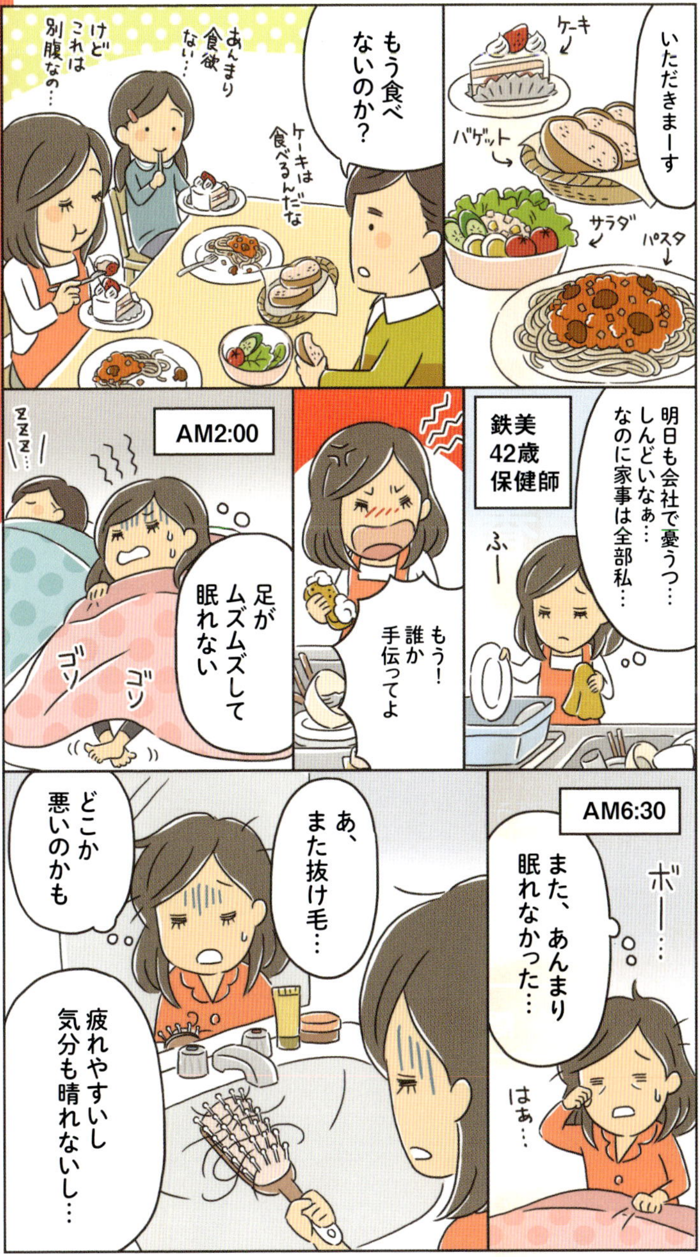

いただきまーす
ケーキ
バゲット
サラダ
パスタ
もう食べないのか?
ケーキは食べるんだな
あんまり食欲ない…
けどこれは別腹なの…
鉄美 42歳 保健師
明日も会社で憂うつ… しんどいなぁ… なのに家事は全部私…
ふー
もう! 誰か手伝ってよ
AM2:00
ZZZ…
足がムズムズして眠れない
ゴソ
ゴソ
AM6:30
また、あんまり眠れなかった…
ボー…
はぁ…
あ、また抜け毛…
どこか悪いのかも
疲れやすいし気分も晴れないし…

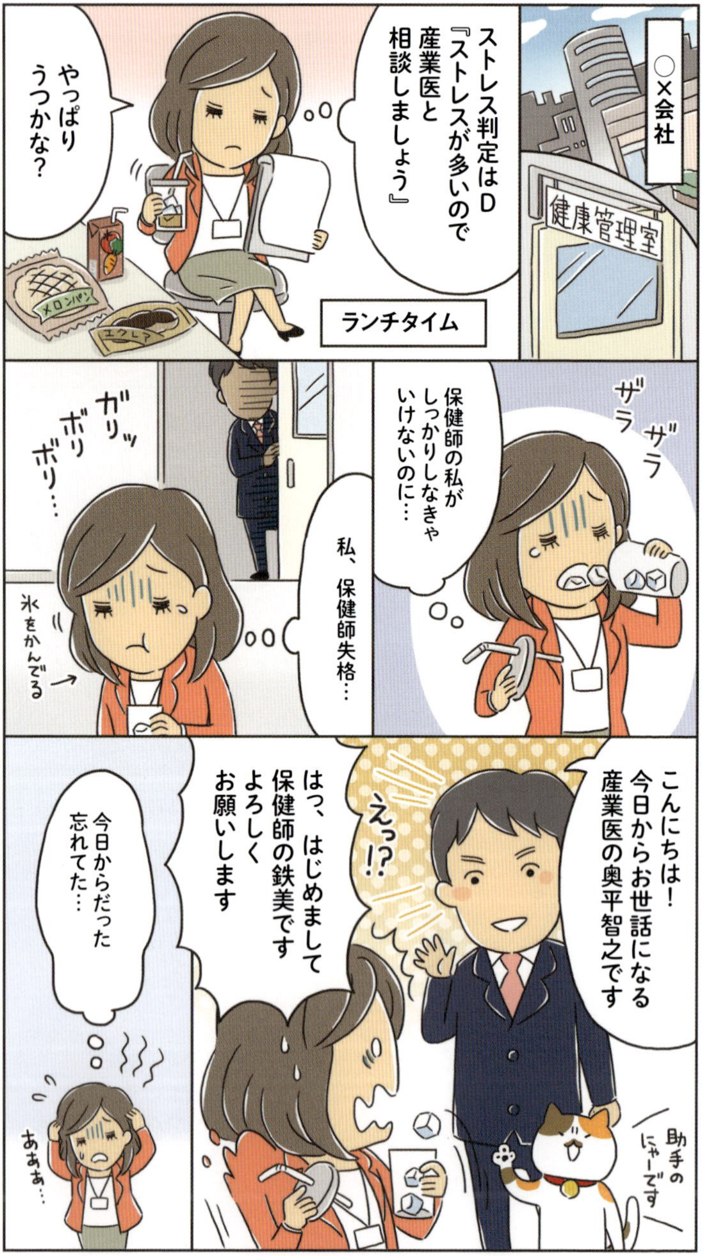
○×会社
健康管理室
ストレス判定はD『ストレスが多いので産業医と相談しましょう』
ランチタイム
メロンパン
エクレア
やっぱりうつかな？
ザラ ザラ
保健師の私がしっかりしなきゃいけないのに…
私、保健師失格…
ガリッ ボリ ボリ…
氷をかんでる
こんにちは！今日からお世話になる産業医の奥平智之です
えっ!?
はっ、はじめまして保健師の鉄美ですよろしくお願いします
助手のにゃーです
今日からだった忘れてた…
あああ…

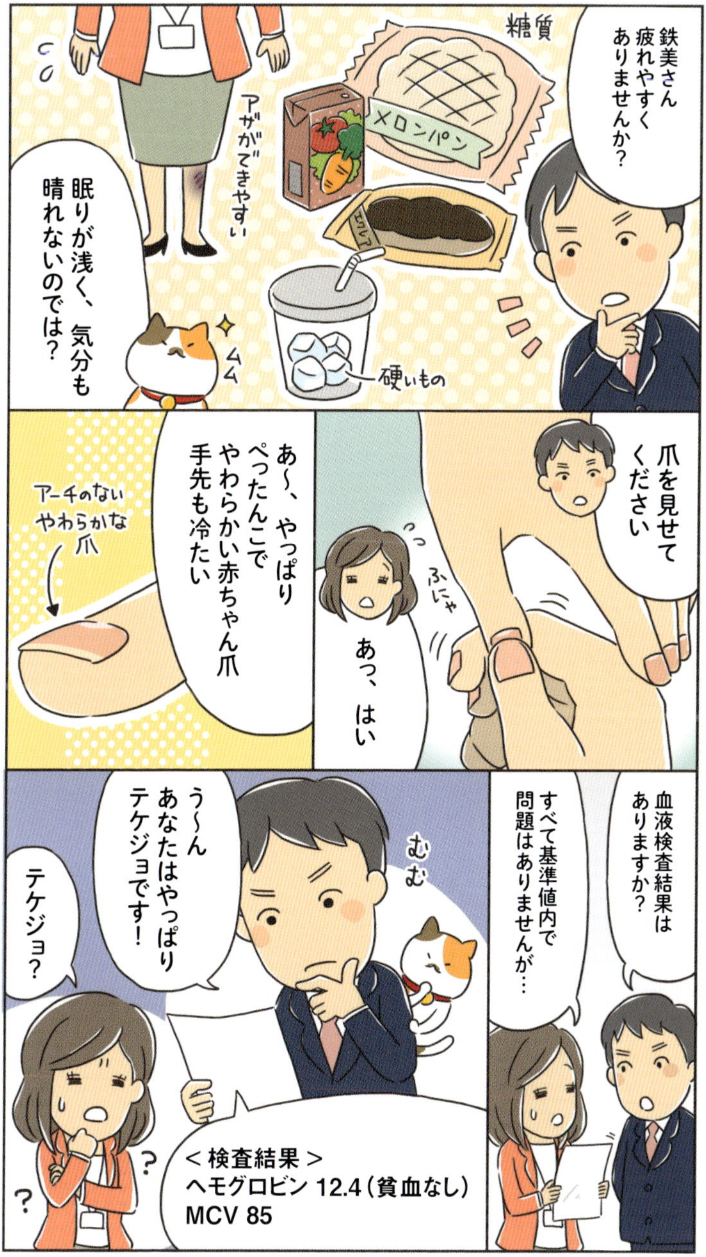
鉄美さん疲れやすくありませんか？
糖質
メロンパン
アザができやすい
硬いもの
ムム
眠りが浅く、気分も晴れないのでは？
爪を見せてください
ふにゃ
あっ、はい
あ〜、やっぱりぺったんこでやわらかい赤ちゃん爪手先も冷たい
アーチのないやわらかな爪
血液検査結果はありますか？
すべて基準値内で問題はありませんが…
むむ
う〜んあなたはやっぱりテケジョです！
テケジョ？
<検査結果>
ヘモグロビン 12.4（貧血なし）
MCV 85
？
？

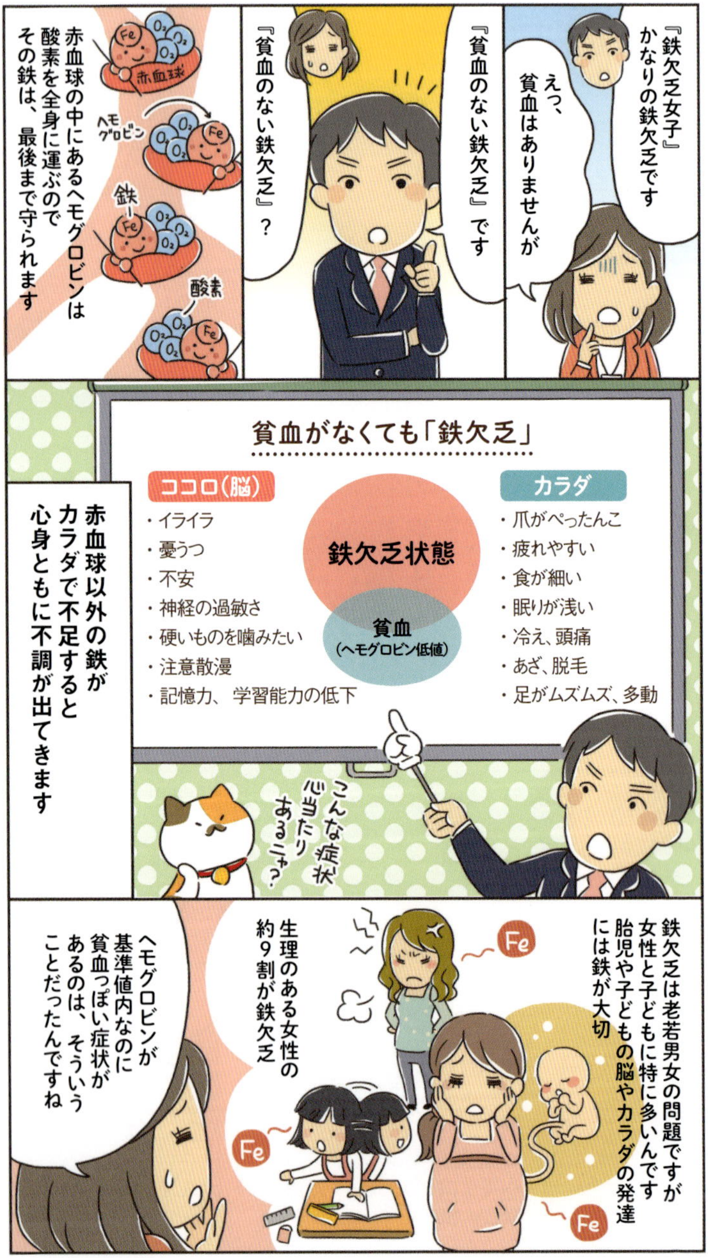
『鉄欠乏女子』
かなりの鉄欠乏です
えっ、
貧血はありませんが
『貧血のない鉄欠乏』です
『貧血のない鉄欠乏』？
赤血球の中にあるヘモグロビンは
酸素を全身に運ぶので
その鉄は、最後まで守られます
赤血球
ヘモグロビン
鉄
Fe
酸素
貧血がなくても「鉄欠乏」
ココロ（脳）
・イライラ
・憂うつ
・不安
・神経の過敏さ
・硬いものを噛みたい
・注意散漫
・記憶力、学習能力の低下
鉄欠乏状態
貧血
（ヘモグロビン低値）
カラダ
・爪がぺったんこ
・疲れやすい
・食が細い
・眠りが浅い
・冷え、頭痛
・あざ、脱毛
・足がムズムズ、多動
こんな症状
心当たり
あるニャ？
赤血球以外の鉄が
カラダで不足すると
心身ともに不調が出てきます
鉄欠乏は老若男女の問題ですが
女性と子どもに特に多いんです
胎児や子どもの脳やカラダの発達
には鉄が大切
Fe
Fe
Fe
生理のある女性の
約9割が鉄欠乏
ヘモグロビンが
基準値内なのに
貧血っぽい症状が
あるのは、そういう
ことだったんですね

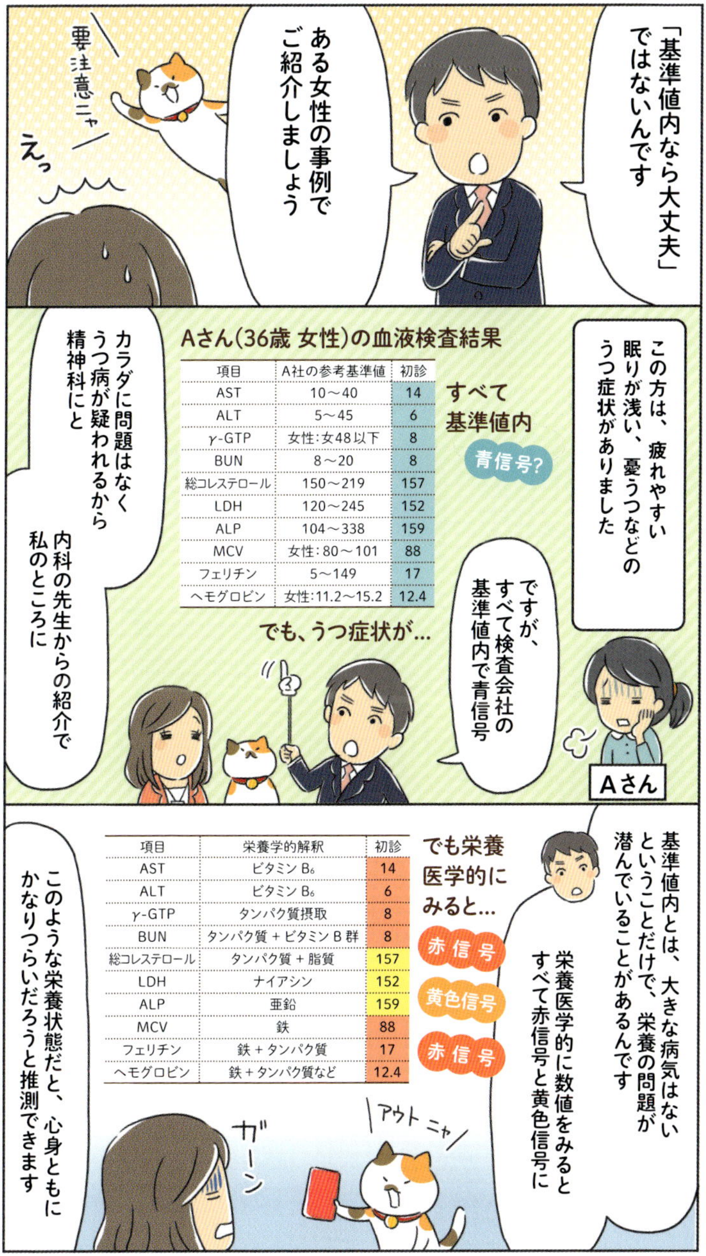

「基準値内なら大丈夫」ではないんです
ある女性の事例でご紹介しましょう
要注意ニャ
えっ
この方は、疲れやすい 眠りが浅い、憂うつなどの うつ症状がありました
Aさん
ですが、すべて検査会社の基準値内で青信号
Aさん(36歳 女性)の血液検査結果

項目	A社の参考基準値	初診
AST	10～40	14
ALT	5～45	6
γ-GTP	女性:女48以下	8
BUN	8～20	8
総コレステロール	150～219	157
LDH	120～245	152
ALP	104～338	159
MCV	女性:80～101	88
フェリチン	5～149	17
ヘモグロビン	女性:11.2～15.2	12.4

すべて基準値内
青信号?
でも、うつ症状が…
カラダに問題はなく うつ病が疑われるから精神科にと
内科の先生からの紹介で私のところに
基準値内とは、大きな病気はないということだけで、栄養の問題が潜んでいることがあるんです
栄養医学的に数値をみると すべて赤信号と黄色信号に
でも栄養医学的にみると…

項目	栄養学的解釈	初診
AST	ビタミン B_6	14
ALT	ビタミン B_6	6
γ-GTP	タンパク質摂取	8
BUN	タンパク質 + ビタミンB群	8
総コレステロール	タンパク質 + 脂質	157
LDH	ナイアシン	152
ALP	亜鉛	159
MCV	鉄	88
フェリチン	鉄 + タンパク質	17
ヘモグロビン	鉄 + タンパク質など	12.4

赤信号
黄色信号
赤信号
アウトニャ
ガーン
このような栄養状態だと、心身ともにかなりつらいだろうと推測できます

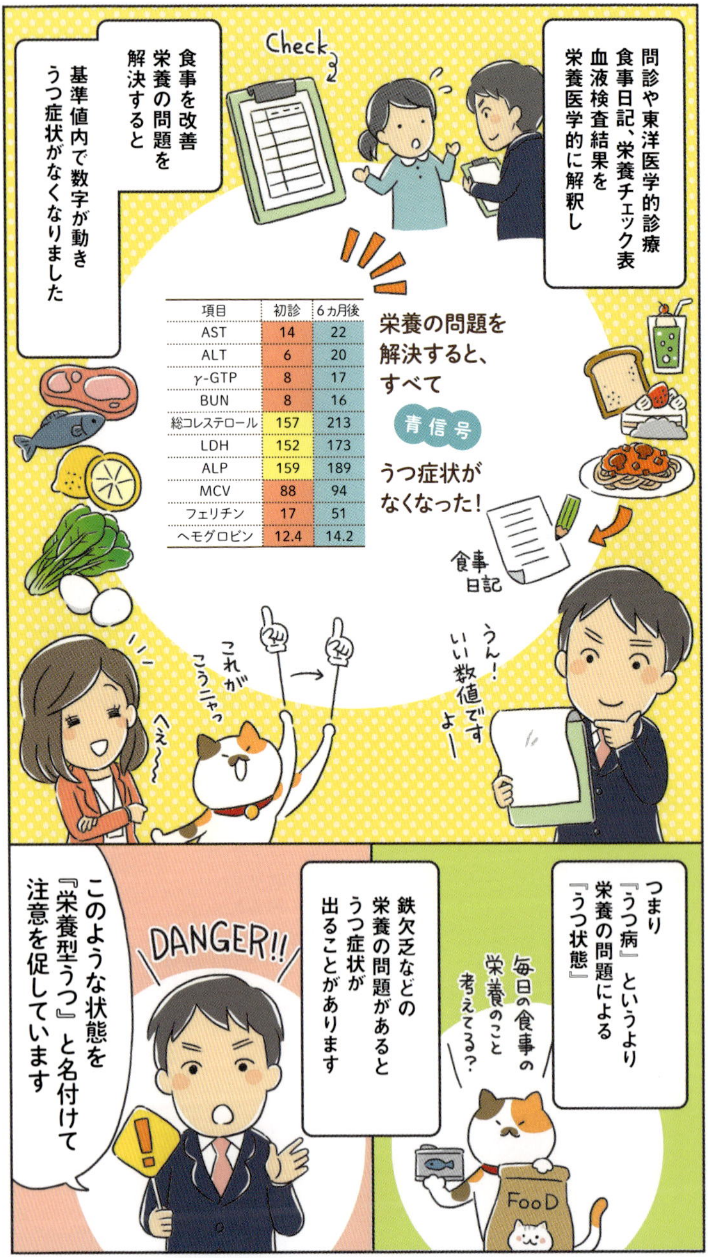

問診や東洋医学的診療
食事日記、栄養チェック表
血液検査結果を
栄養医学的に解釈し
Check
食事を改善
栄養の問題を
解決すると
基準値内で数字が動き
うつ症状がなくなりました
栄養の問題を
解決すると、
すべて
青信号
うつ症状が
なくなった!
食事日記
うん!
いい数値ですよー
これがこうニャっ
へえ〜〜
つまり
『うつ病』というより
栄養の問題による
『うつ状態』
毎日の食事の栄養のこと考えてる?
FooD
鉄欠乏などの
栄養の問題があると
うつ症状が
出ることがあります
DANGER!!
このような状態を
『栄養型うつ』と名付けて
注意を促しています

項目	初診	6ヵ月後
AST	14	22
ALT	6	20
γ-GTP	8	17
BUN	8	16
総コレステロール	157	213
LDH	152	173
ALP	159	189
MCV	88	94
フェリチン	17	51
ヘモグロビン	12.4	14.2

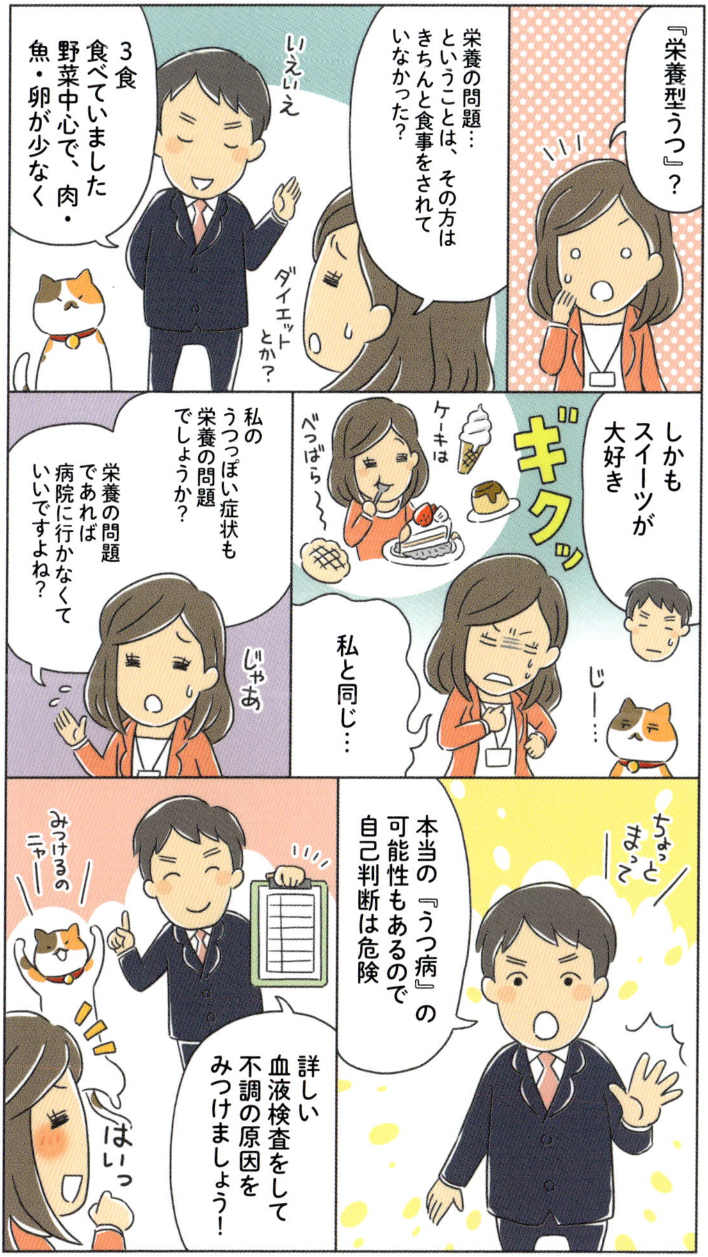
『栄養型うつ』？
栄養の問題…ということは、その方はきちんと食事をされていなかった？
ダイエットとか？
いえいえ
3食食べていました
野菜中心で、肉・魚・卵が少なく
しかもスイーツが大好き
ギクッ
ケーキは
べつばら～
私と同じ…
じーー…
私のうつっぽい症状も栄養の問題でしょうか？
じゃあ
栄養の問題であれば病院に行かなくていいですよね？
ちょっとまって
本当の『うつ病』の可能性もあるので自己判断は危険
詳しい血液検査をして不調の原因をみつけましょう！
みつけるのニャー
はいっ

2 鉄欠乏うつの鉄美さんと鉄子ちゃん

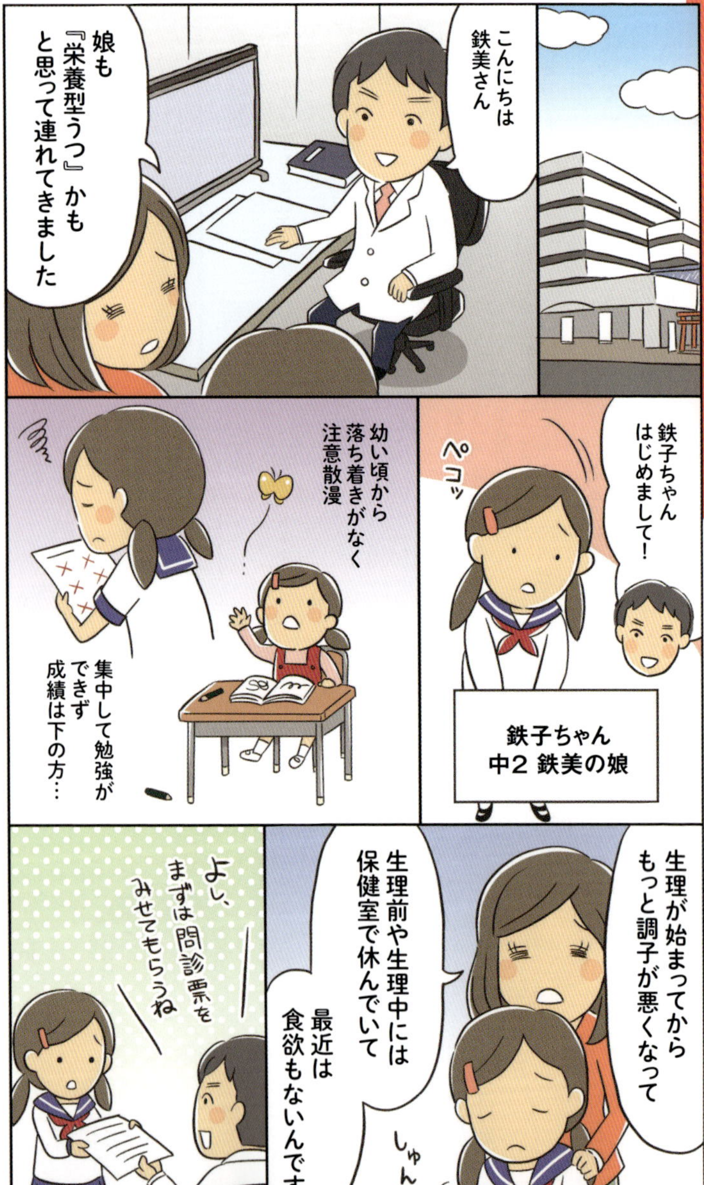
こんにちは
鉄美さん
娘も
『栄養型うつ』かも
と思って連れてきました
鉄子ちゃん
はじめまして!
ペコッ
鉄子ちゃん
中2 鉄美の娘
幼い頃から
落ち着きがなく
注意散漫
集中して勉強が
できず
成績は下の方…
生理が始まってから
もっと調子が悪くなって
生理前や生理中には
保健室で休んでいて
最近は
食欲もないんです
しゅん…
よし、
まずは問診票を
みせてもらうね

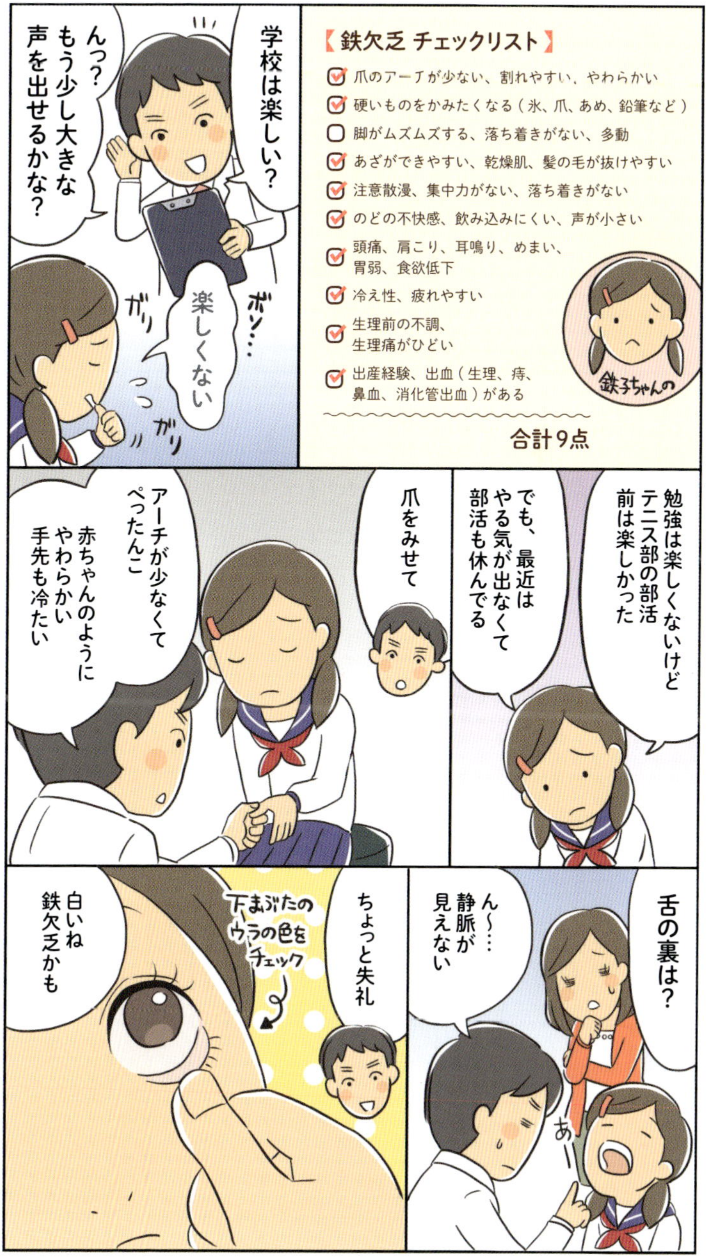
【鉄欠乏 チェックリスト】
☑ 爪のアーチが少ない、割れやすい、やわらかい
☑ 硬いものをかみたくなる（氷、爪、あめ、鉛筆など）
☐ 脚がムズムズする、落ち着きがない、多動
☑ あざができやすい、乾燥肌、髪の毛が抜けやすい
☑ 注意散漫、集中力がない、落ち着きがない
☑ のどの不快感、飲み込みにくい、声が小さい
☑ 頭痛、肩こり、耳鳴り、めまい、胃弱、食欲低下
☑ 冷え性、疲れやすい
☑ 生理前の不調、生理痛がひどい
☑ 出産経験、出血（生理、痔、鼻血、消化管出血）がある
鉄子ちゃんの
合計9点
学校は楽しい？
んっ？ もう少し大きな声を出せるかな？
ボソ…
楽しくない
ガリッ
ガリッ
勉強は楽しくないけど テニス部の部活 前は楽しかった
でも、最近は やる気が出なくて 部活も休んでる
爪をみせて
アーチが少なくて ぺったんこ
赤ちゃんのように やわらかい 手先も冷たい
舌の裏は？
あ～
ん～… 静脈が 見えない
ちょっと失礼
下まぶたの ウラの色を チェック
白いね 鉄欠乏かも

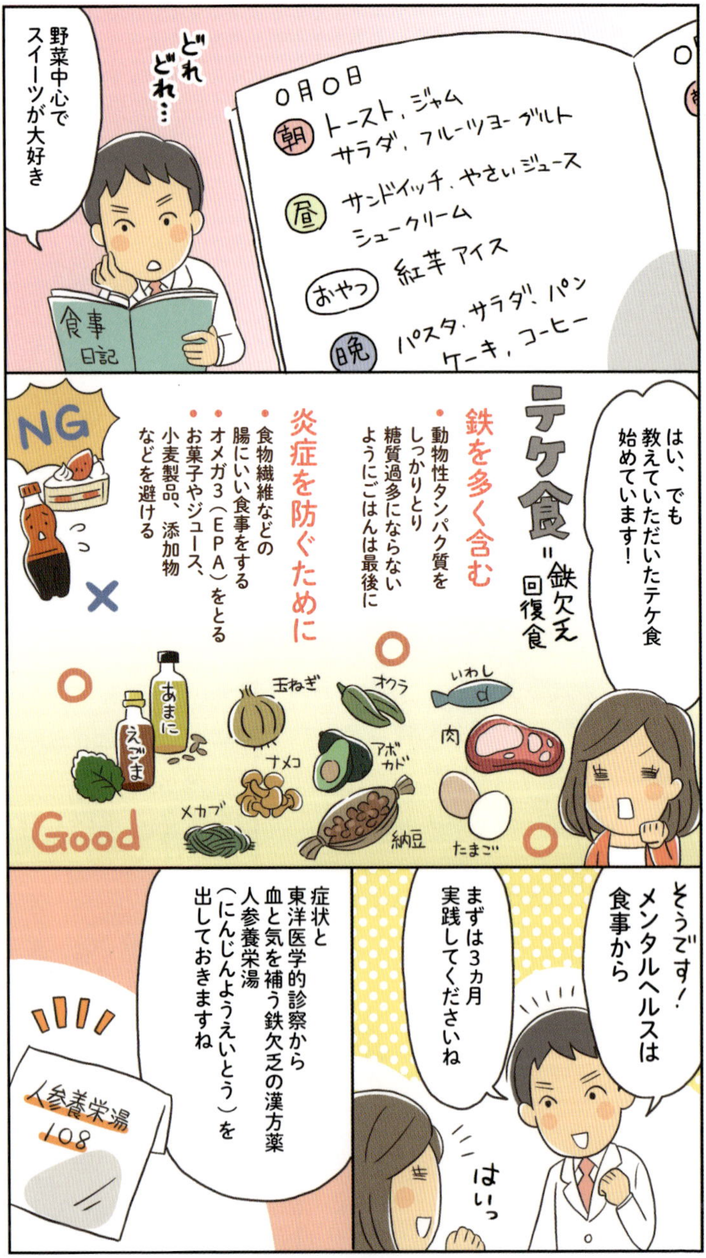
○月○日
朝 トースト、ジャム
サラダ、フルーツヨーグルト
昼 サンドイッチ、やさいジュース
シュークリーム
おやつ 紅芋アイス
晩 パスタ、サラダ、パン
ケーキ、コーヒー
どれどれ…
野菜中心でスイーツが大好き
食事日記
はい、でも教えていただいたテケ食始めています!
テケ食＝鉄欠乏回復食
鉄を多く含む
・動物性タンパク質をしっかりとり糖質過多にならないようにごはんは最後に
炎症を防ぐために
・食物繊維などの腸にいい食事をする
・オメガ3（EPA）をとる
・お菓子やジュース、小麦製品、添加物などを避ける
NG
いわし
オクラ
玉ねぎ
あまに
えごま
肉
アボカド
ナメコ
メカブ
納豆
たまご
Good
そうです! メンタルヘルスは食事から
まずは3カ月実践してくださいね
はいっ
症状と東洋医学的診察から血と気を補う鉄欠乏の漢方薬人参養栄湯（にんじんようえいとう）を出しておきますね
人参養栄湯
108

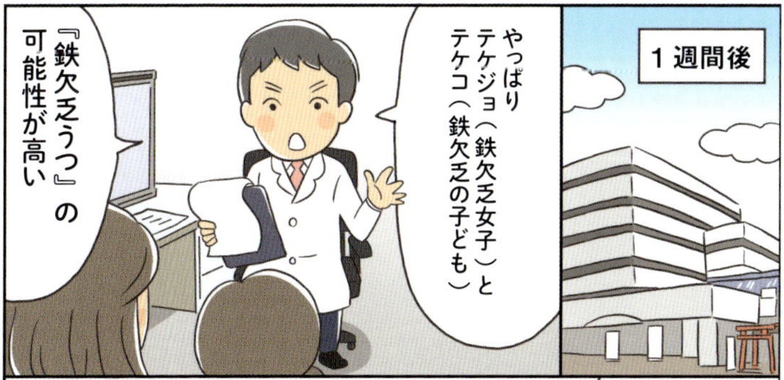
1週間後
やっぱり
テケジョ（鉄欠乏女子）と
テケコ（鉄欠乏の子ども）
『鉄欠乏うつ』の
可能性が高い

鉄不足型

鉄子	検査数値	Dr.奥平式	参考基準値
赤血球の鉄（ヘモグロビン）	12.2	×	○
赤血球の大きさ（MCV）	85	×	○
貯蔵鉄 / 炎症（フェリチン）	8	×	○
鉄を運ぶトラック（TIBC）	405	×	○
炎症マーカー（CRP）	0.05 未満	○	○
炎症マーカー　銅	101	○	○

炎症型

鉄美	検査数値	Dr.奥平式	参考基準値
赤血球の鉄　（ヘモグロビン）	12.4	×	○
赤血球の大きさ　（MCV）	86	×	○
貯蔵鉄 / 炎症（フェリチン）	68	炎症で↑	○
鉄を運ぶトラック（TIBC）	252	△	○
CRP（炎症マーカー）	0.43	×	×
炎症マーカー（銅）	132	×	×
炎症マーカー（AST-ALT）	-9	×	-

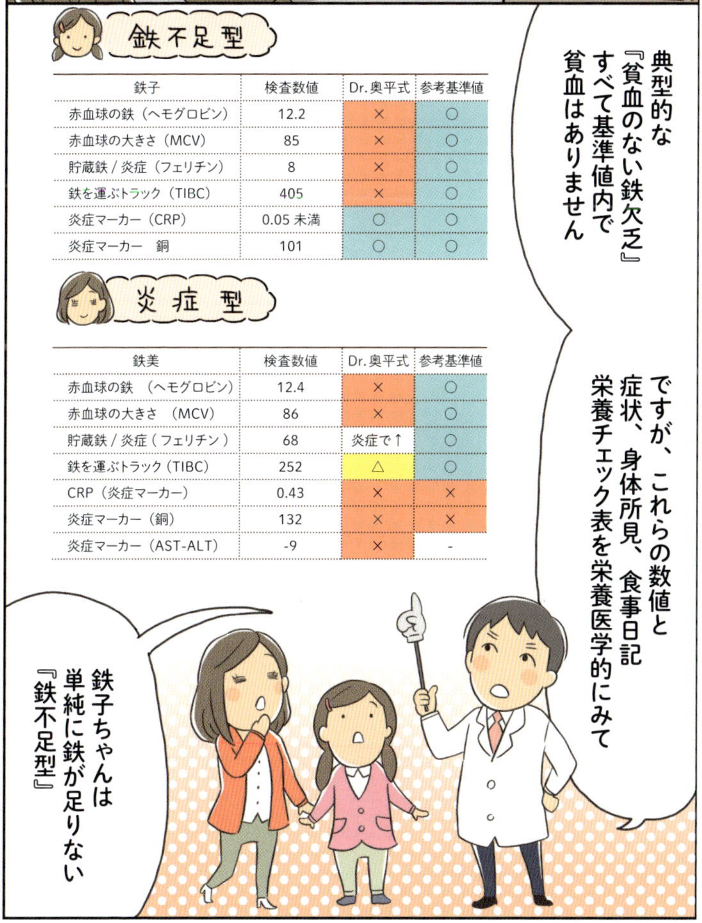
典型的な
『貧血のない鉄欠乏』
すべて基準値内で
貧血はありません
ですが、これらの数値と
症状、身体所見、食事日記
栄養チェック表を栄養医学的にみて
鉄子ちゃんは
単純に鉄が足りない
『鉄不足型』

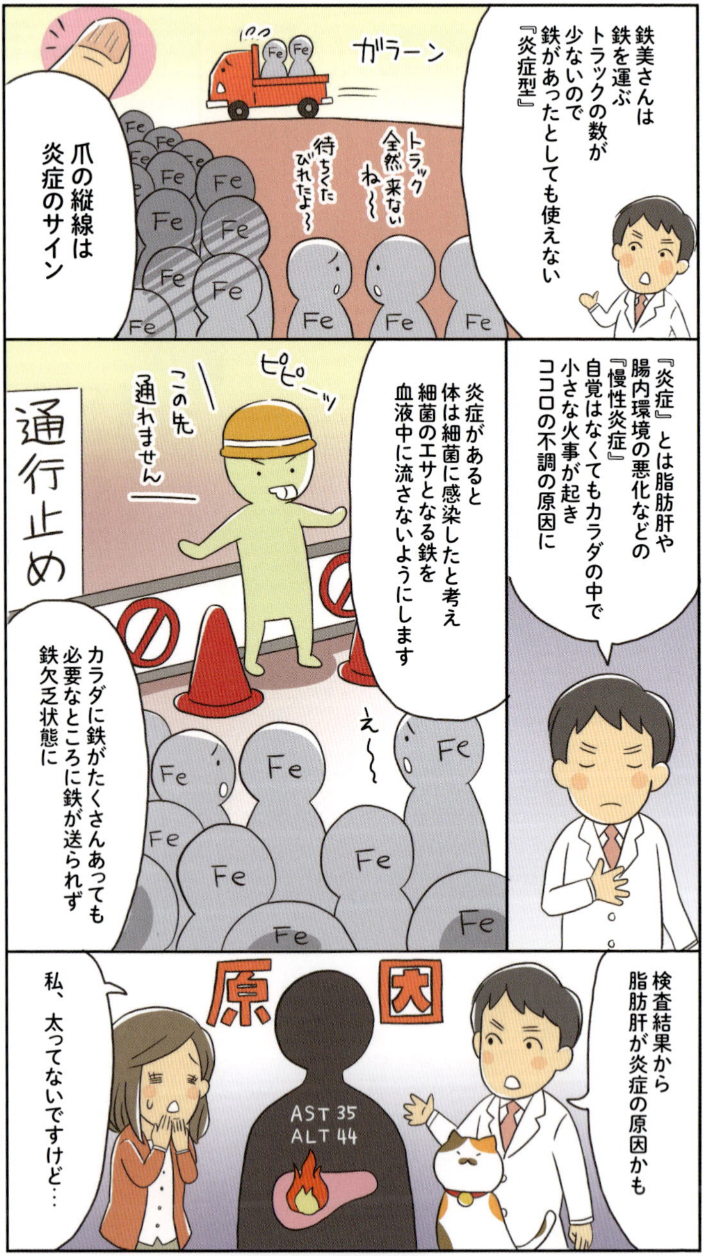
鉄美さんは鉄を運ぶトラックの数が少ないので鉄があったとしても使えない『炎症型』
ガラーン
トラック全然来ないね〜
待ちくたびれたよ〜
爪の縦線は炎症のサイン
『炎症』とは脂肪肝や腸内環境の悪化などの『慢性炎症』自覚はなくてもカラダの中で小さな火事が起きココロの不調の原因に
炎症があると体は細菌に感染したと考え細菌のエサとなる鉄を血液中に流さないようにします
ピピーッ
この先通れません——
通行止め
え〜〜
カラダに鉄がたくさんあっても必要なところに鉄が送られず鉄欠乏状態に
検査結果から脂肪肝が炎症の原因かも
原因
AST 35
ALT 44
私、太ってないですけど…

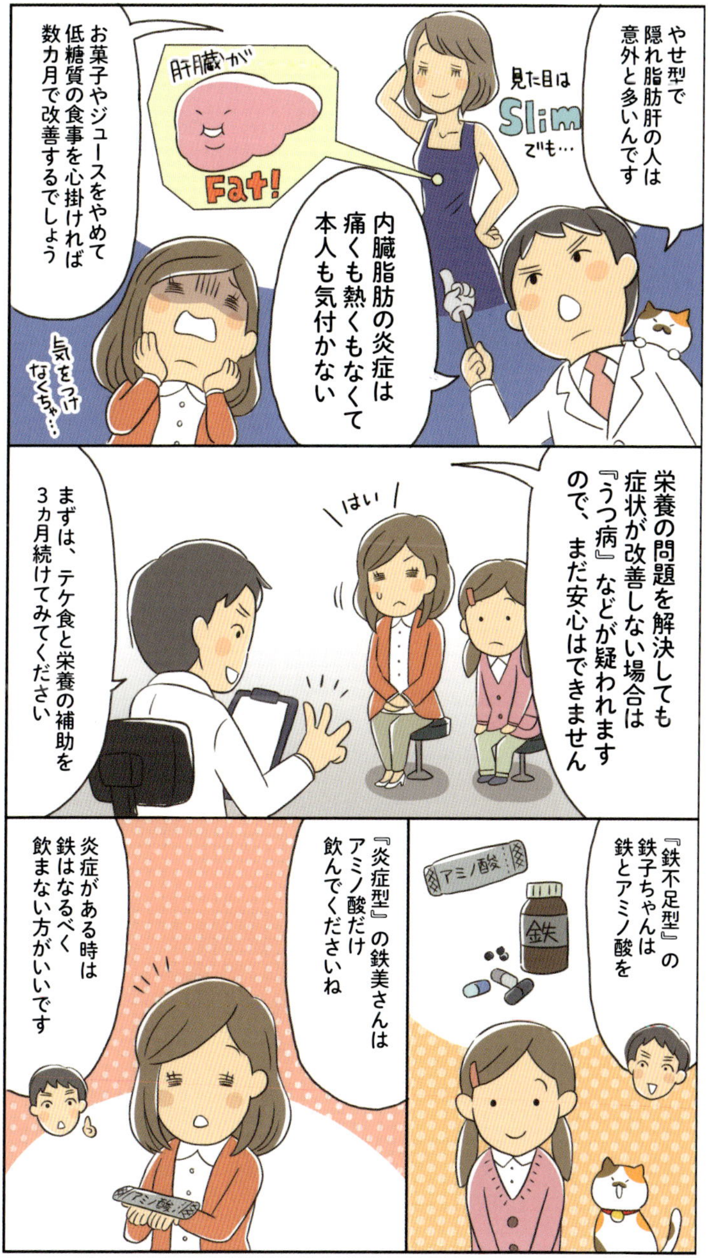
やせ型で隠れ脂肪肝の人は意外と多いんです
見た目は Slim でも…
肝臓が
Fat!
内臓脂肪の炎症は痛くも熱くもなくて本人も気付かない
お菓子やジュースをやめて低糖質の食事を心掛ければ数カ月で改善するでしょう
気をつけなくちゃ…
栄養の問題を解決しても症状が改善しない場合は『うつ病』などが疑われますので、まだ安心はできません
はい
まずは、テケ食と栄養の補助を3カ月続けてみてください
『鉄不足型』の鉄子ちゃんは鉄とアミノ酸を
アミノ酸
鉄
『炎症型』の鉄美さんはアミノ酸だけ飲んでくださいね
炎症がある時は鉄はなるべく飲まない方がいいです
アミノ酸

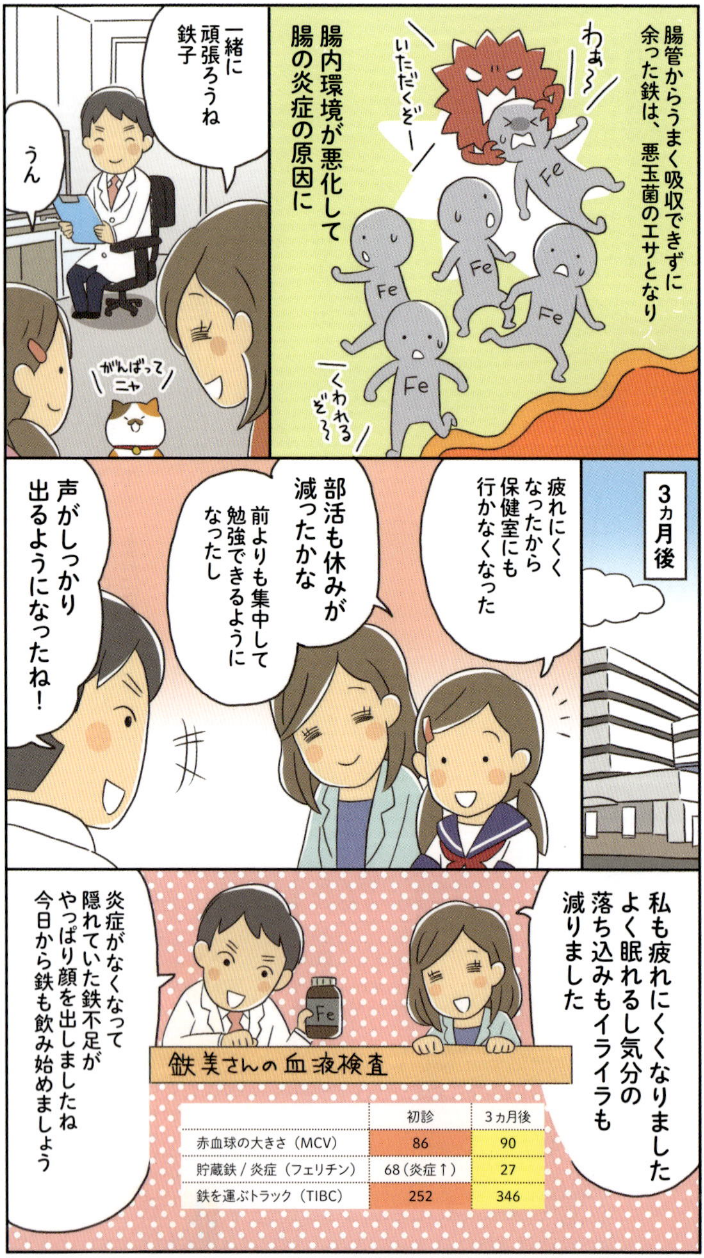
腸管からうまく吸収できずに余った鉄は、悪玉菌のエサとなり
わぁ〜
いただくぞー
腸内環境が悪化して腸の炎症の原因に
くわれるぞ〜
一緒に頑張ろうね鉄子
うん
がんばってニャ
3ヵ月後
疲れにくくなったから保健室にも行かなくなった
部活も休みが減ったかな
前よりも集中して勉強できるようになったし
声がしっかり出るようになったね！
私も疲れにくくなりましたよく眠れるし気分の落ち込みもイライラも減りました
炎症がなくなって隠れていた鉄不足がやっぱり顔を出しましたね今日から鉄も飲み始めましょう
鉄美さんの血液検査

	初診	3ヵ月後
赤血球の大きさ（MCV）	86	90
貯蔵鉄／炎症（フェリチン）	68（炎症↑）	27
鉄を運ぶトラック（TIBC）	252	346

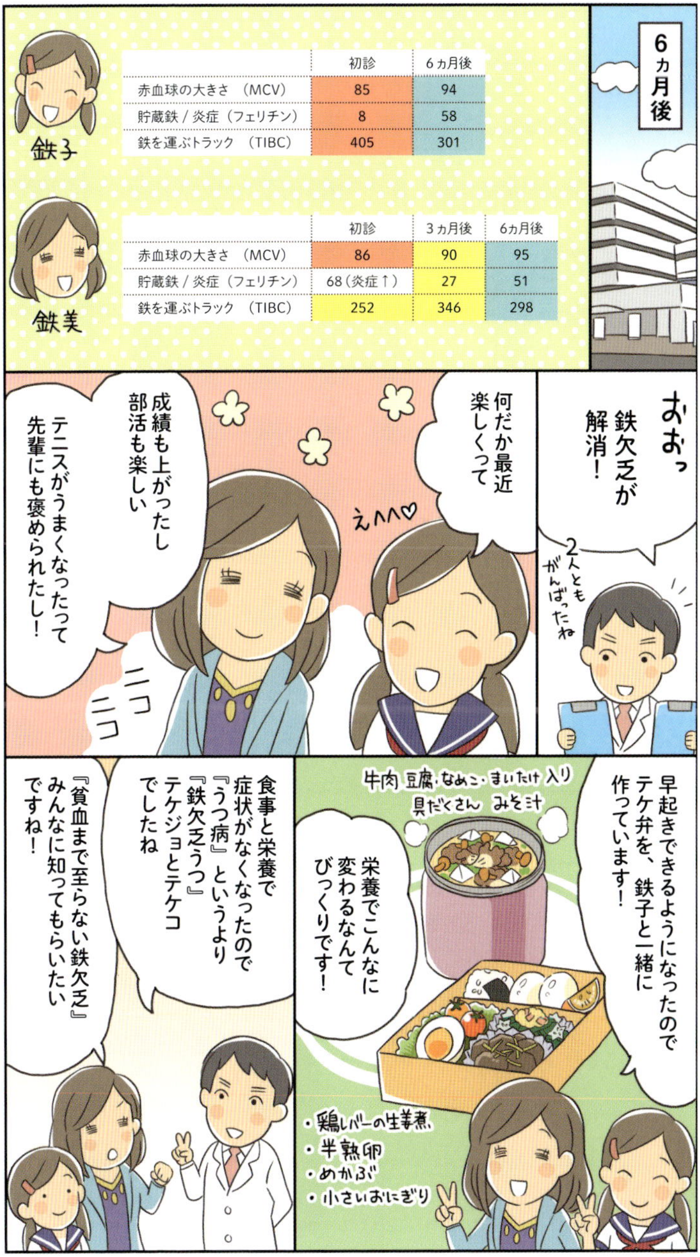

6ヵ月後
鉄子
鉄美
おおっ 鉄欠乏が解消！
2人ともがんばったね
何だか最近楽しくって
えへへ♡
成績も上がったし部活も楽しい
テニスがうまくなったって先輩にも褒められたし！
ニコ
ニコ
早起きできるようになったので テケ弁を、鉄子と一緒に作っています！
栄養でこんなに変わるなんてびっくりです！
牛肉 豆腐・なめこ・まいたけ 入り 具だくさん みそ汁
・鶏レバーの生姜煮
・半熟卵
・めかぶ
・小さいおにぎり
食事と栄養で症状がなくなったので『うつ病』というより『鉄欠乏うつ』テケジョとテケコでしたね
『貧血まで至らない鉄欠乏』みんなに知ってもらいたいですね！

鉄子

	初診	6ヵ月後
赤血球の大きさ　(MCV)	85	94
貯蔵鉄 / 炎症（フェリチン）	8	58
鉄を運ぶトラック　(TIBC)	405	301

鉄美

	初診	3ヵ月後	6ヵ月後
赤血球の大きさ　(MCV)	86	90	95
貯蔵鉄 / 炎症（フェリチン）	68（炎症↑）	27	51
鉄を運ぶトラック　(TIBC)	252	346	298

3 Bタンパク欠乏うつのB男君

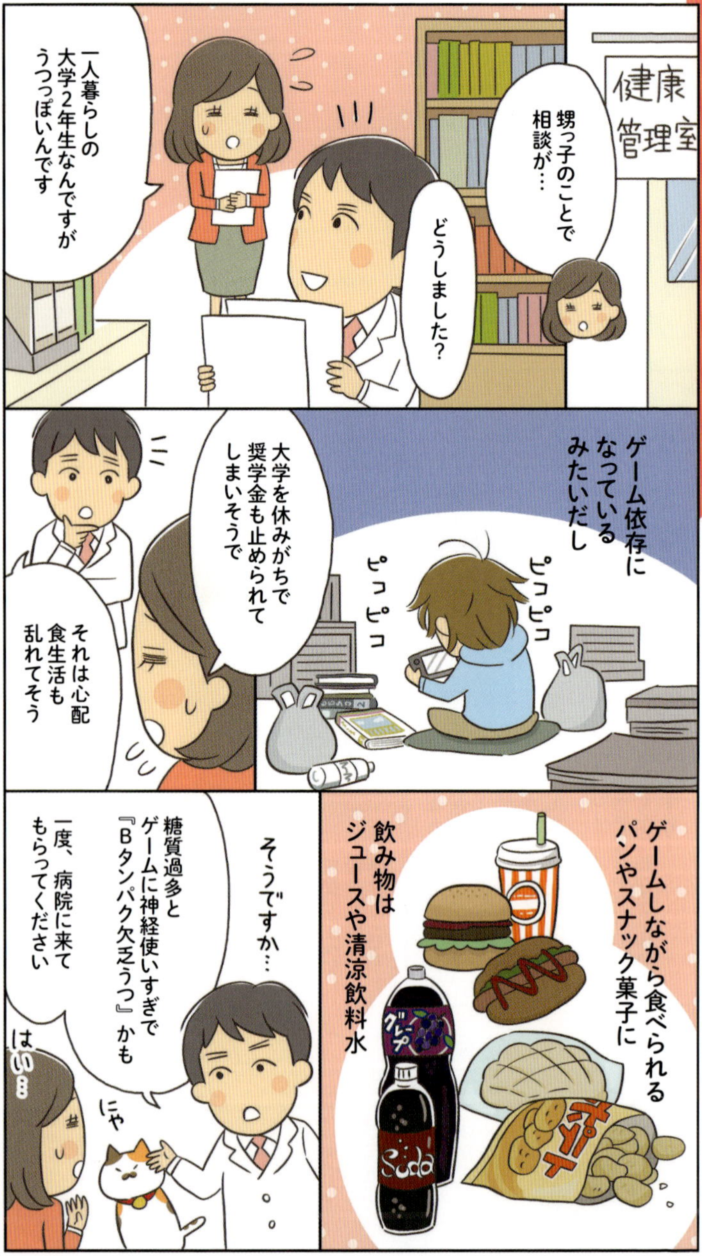

健康管理室
甥っ子のことで相談が…
どうしました?
一人暮らしの大学2年生なんですがうつっぽいんです
ゲーム依存になっているみたいだし
ピコピコ
ピコピコ
大学を休みがちで奨学金も止められてしまいそうで
それは心配 食生活も乱れてそう
ゲームしながら食べられるパンやスナック菓子に
飲み物はジュースや清涼飲料水
グレープ
Soda
そうですか…
糖質過多とゲームに神経使いすぎで『Bタンパク欠乏うつ』かも
一度、病院に来てもらってください
にゃ
はい…

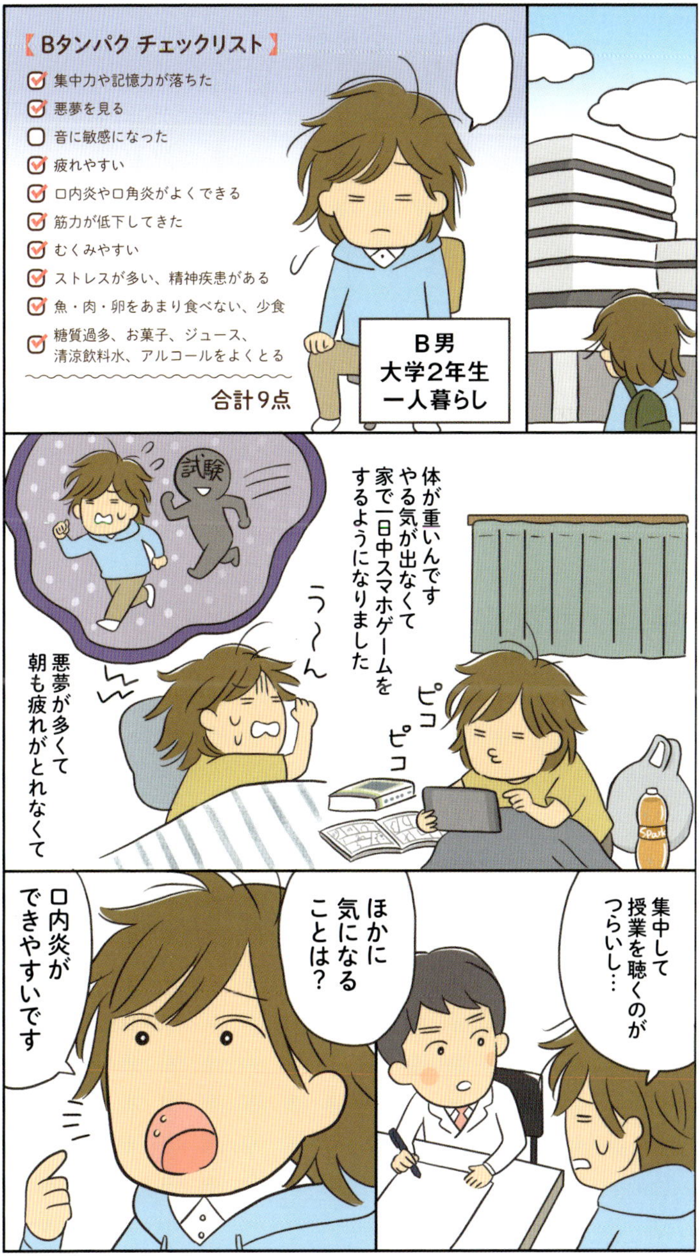
【Bタンパク チェックリスト】
集中力や記憶力が落ちた
悪夢を見る
音に敏感になった
疲れやすい
口内炎や口角炎がよくできる
筋力が低下してきた
むくみやすい
ストレスが多い、精神疾患がある
魚・肉・卵をあまり食べない、少食
糖質過多、お菓子、ジュース、清涼飲料水、アルコールをよくとる
合計9点
B男
大学2年生
一人暮らし
体が重いんです
やる気が出なくて
家で一日中スマホゲームを
するようになりました
ピコ
ピコ
う〜ん
試験
悪夢が多くて
朝も疲れがとれなくて
集中して
授業を聴くのが
つらいし…
ほかに
気になる
ことは？
口内炎が
できやすいです

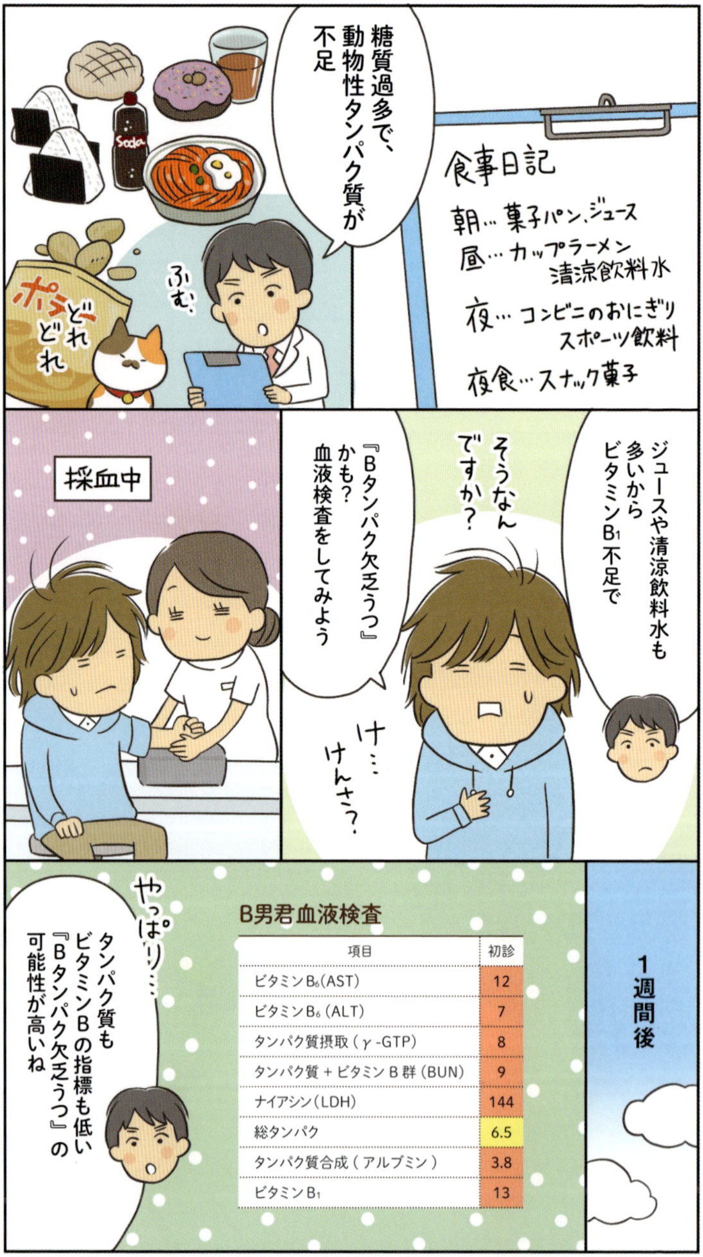

食事日記
朝… 菓子パン、ジュース
昼… カップラーメン 清涼飲料水
夜… コンビニのおにぎり スポーツ飲料
夜食… スナック菓子
糖質過多で、動物性タンパク質が不足
ふむ、
どれどれ
Soda
ジュースや清涼飲料水も多いからビタミンB_1不足で
そうなんですか？
『Bタンパク欠乏うつ』かも？血液検査をしてみよう
け…けんさ？
採血中
1週間後
B男君血液検査
項目 初診
ビタミンB_6(AST) 12
ビタミンB_6 (ALT) 7
タンパク質摂取（γ-GTP） 8
タンパク質＋ビタミンB群（BUN） 9
ナイアシン（LDH） 144
総タンパク 6.5
タンパク質合成（アルブミン） 3.8
ビタミンB_1 13
やっぱり…
タンパク質もビタミンBの指標も低い『Bタンパク欠乏うつ』の可能性が高いね

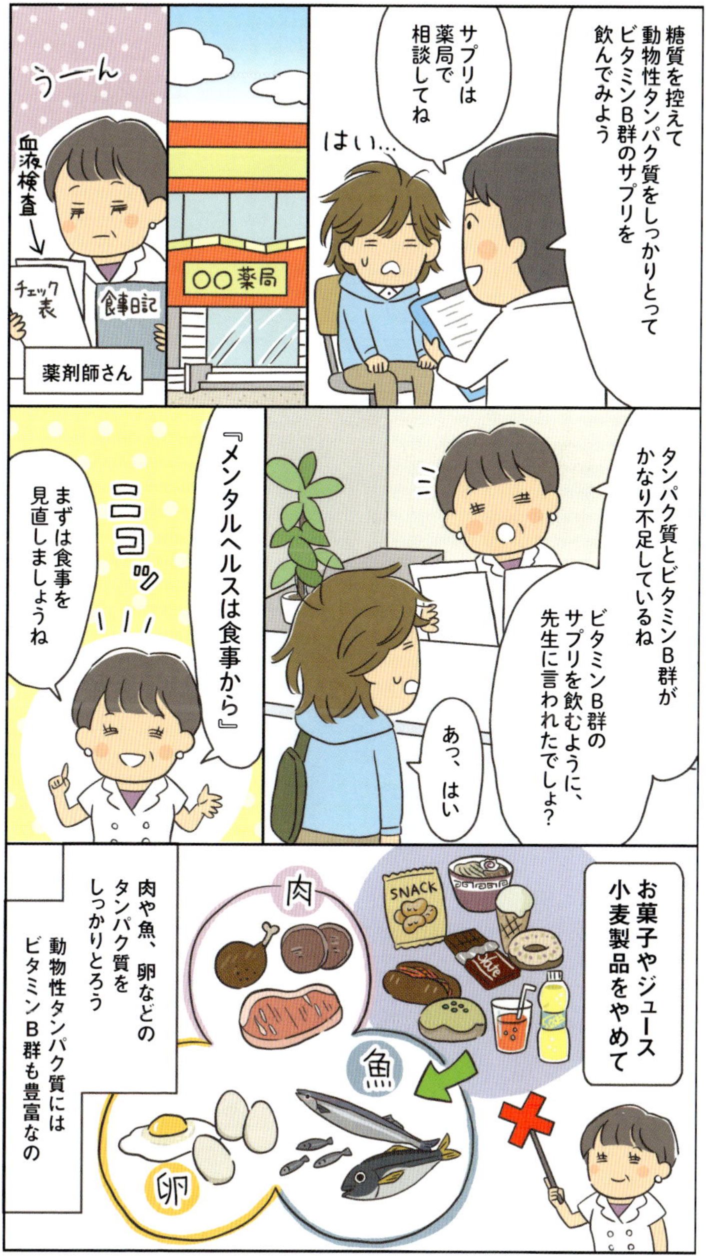
糖質を控えて動物性タンパク質をしっかりとってビタミンB群のサプリを飲んでみよう
サプリは薬局で相談してね
はい…
○○薬局
うーん
血液検査
チェック表
食事日記
薬剤師さん
タンパク質とビタミンB群がかなり不足しているね
ビタミンB群のサプリを飲むように、先生に言われたでしょ？
あっ、はい
『メンタルヘルスは食事から』
ニコッ
まずは食事を見直しましょうね
お菓子やジュース小麦製品をやめて
SNACK
肉
魚
卵
肉や魚、卵などのタンパク質をしっかりとろう
動物性タンパク質にはビタミンB群も豊富なの

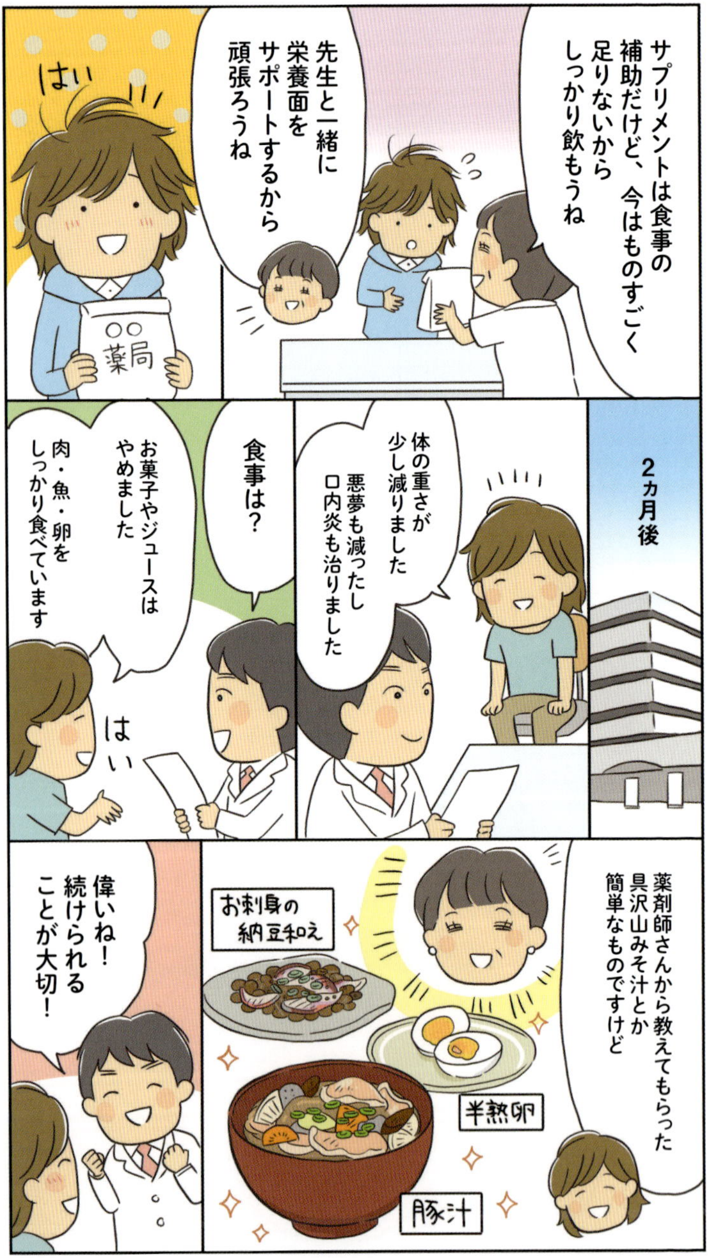
サプリメントは食事の補助だけど、今はものすごく足りないからしっかり飲もうね
先生と一緒に栄養面をサポートするから頑張ろうね
はい
○○薬局
2ヵ月後
体の重さが少し減りました
悪夢も減ったし口内炎も治りました
食事は？
お菓子やジュースはやめました
肉・魚・卵をしっかり食べています
はい
薬剤師さんから教えてもらった具沢山みそ汁とか簡単なものですけど
お刺身の納豆和え
半熟卵
豚汁
偉いね！続けられることが大切！

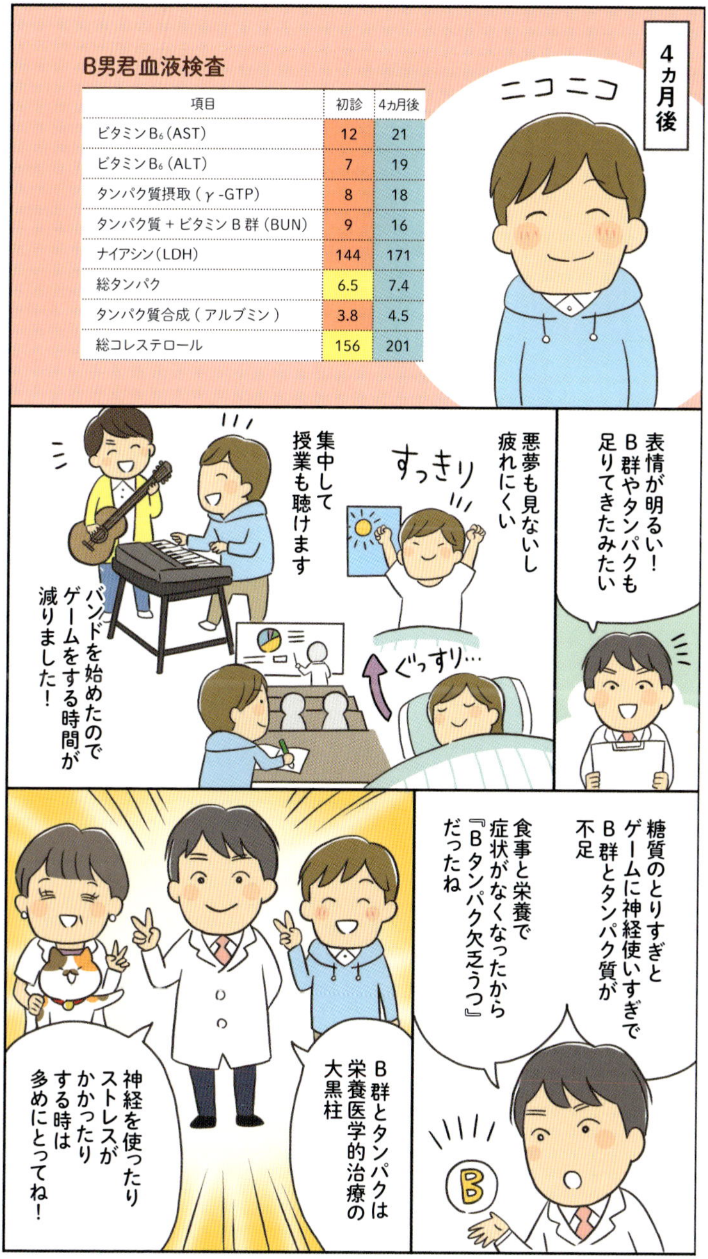

B男君血液検査

項目	初診	4ヵ月後
ビタミンB_6（AST）	12	21
ビタミンB_6（ALT）	7	19
タンパク質摂取（γ-GTP）	8	18
タンパク質＋ビタミンB群（BUN）	9	16
ナイアシン（LDH）	144	171
総タンパク	6.5	7.4
タンパク質合成（アルブミン）	3.8	4.5
総コレステロール	156	201

4ヵ月後
ニコニコ
表情が明るい！B群やタンパクも足りてきたみたい
悪夢も見ないし疲れにくい
すっきり
ぐっすり…
集中して授業も聴けます
バンドを始めたのでゲームをする時間が減りました！
糖質のとりすぎとゲームに神経使いすぎでB群とタンパク質が不足
食事と栄養で症状がなくなったから『Bタンパク欠乏うつ』だったね
B
B群とタンパクは栄養医学的治療の大黒柱
神経を使ったりストレスがかかったりする時は多めにとってね！

4 亜鉛欠乏うつ の 亜鉛次さん

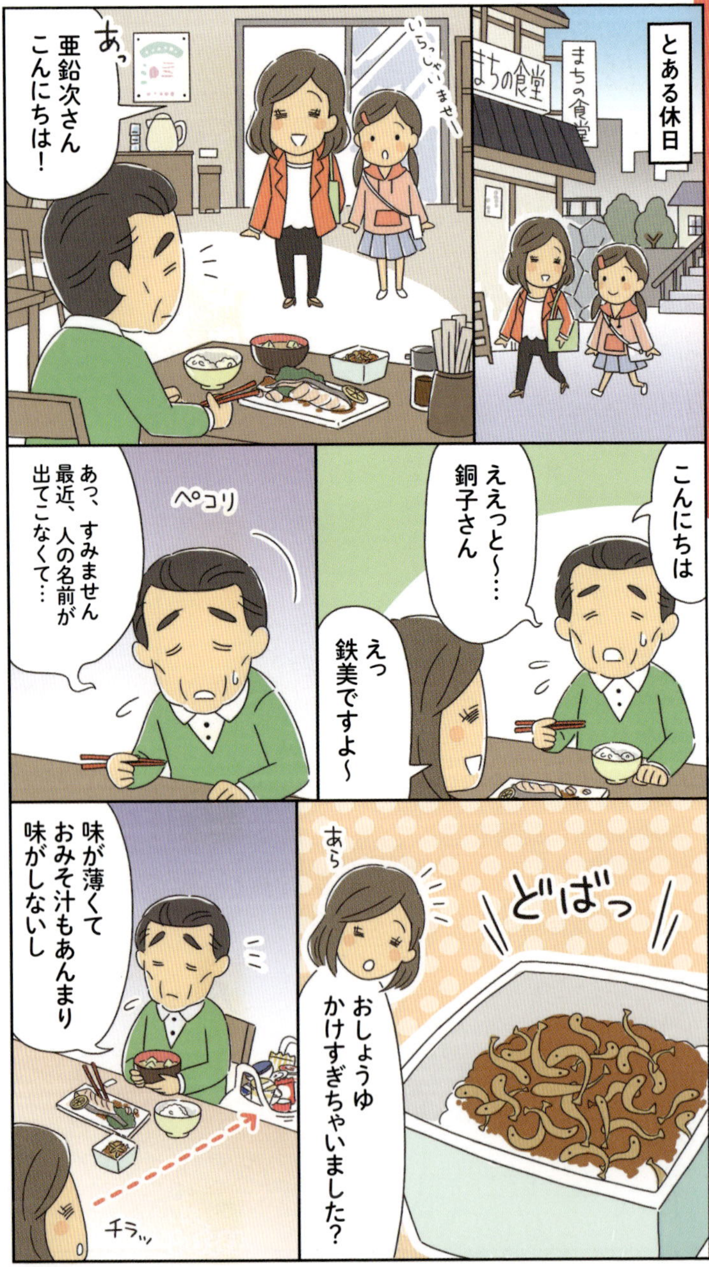

とある休日
まちの食堂
まちの食堂
いらっしゃいませ〜
あっ
亜鉛次さん こんにちは！
こんにちは
ええっと〜… 銅子さん
えっ 鉄美ですよ〜
ペコリ
あっ、すみません 最近、人の名前が 出てこなくて…
あら
どばっ
おしょうゆ かけすぎちゃいました？
味が薄くて おみそ汁もあんまり 味がしないし
チラッ

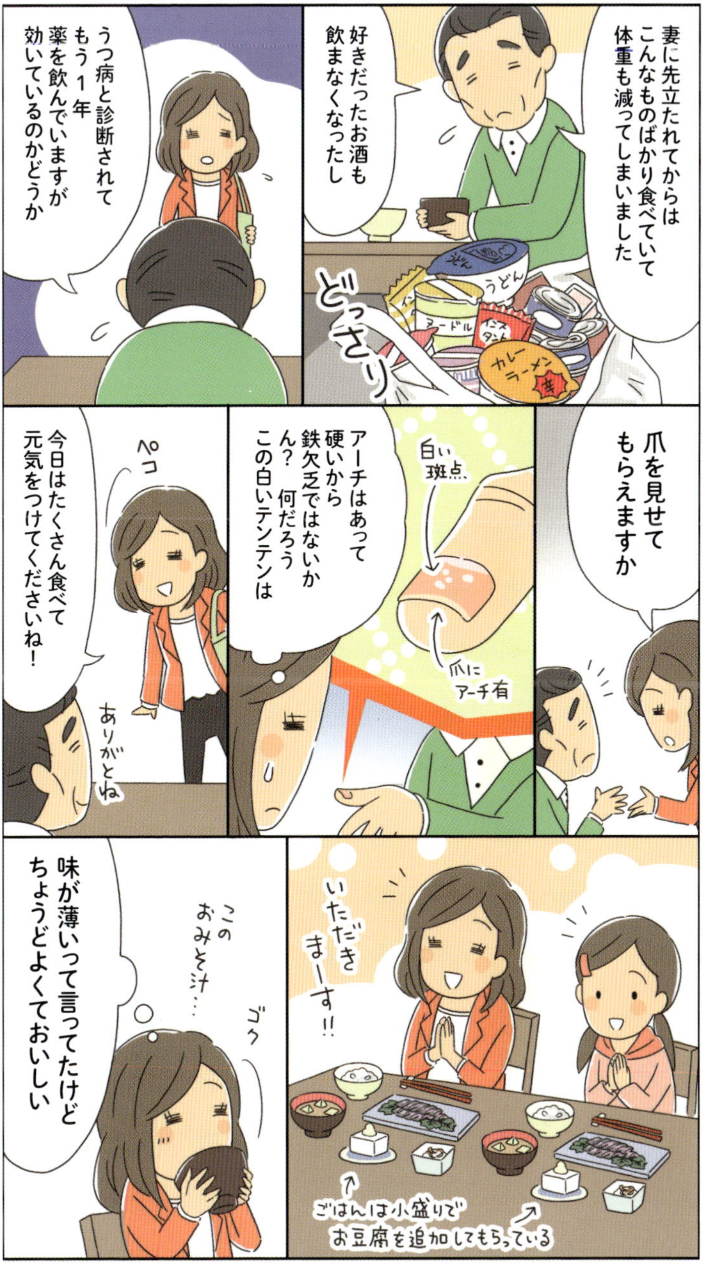
妻に先立たれてからは
こんなものばかり食べていて
体重も減ってしまいました
好きだったお酒も
飲まなくなったし
どっさり
うどん
うどん
ヌードル
カレーラーメン
辛
うつ病と診断されて
もう1年
薬を飲んでいますが
効いているのかどうか
爪を見せて
もらえますか
白い斑点
爪にアーチ有
アーチはあって
硬いから
鉄欠乏ではないか
ん？ 何だろう
この白いテンテンは
ペコ
今日はたくさん食べて
元気をつけてくださいね！
ありがとね
いただきまーす!!
ごはんは小盛りで
お豆腐を追加してもらっている
このおみそ汁…
ゴク
味が薄いって言ってたけど
ちょうどよくておいしい

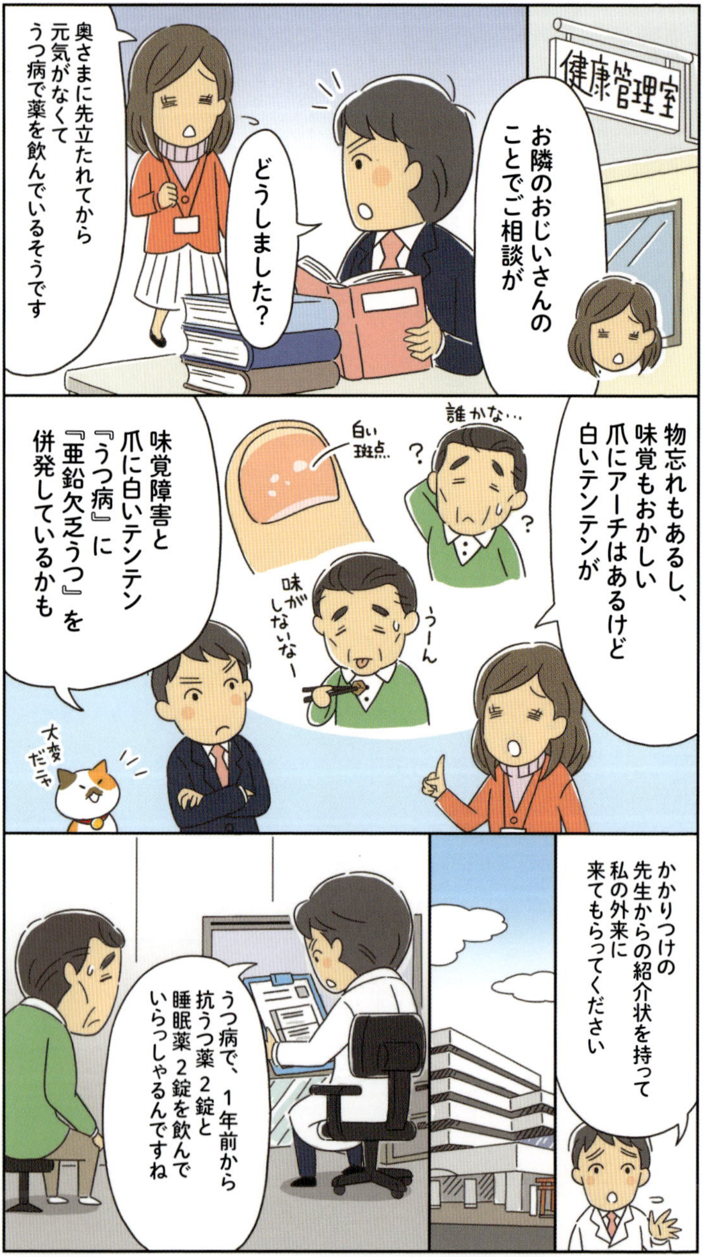
健康管理室
お隣のおじいさんのことでご相談が
どうしました?
奥さまに先立たれてから元気がなくてうつ病で薬を飲んでいるそうです
物忘れもあるし、味覚もおかしい爪にアーチはあるけど白いテンテンが
誰かな…
白い斑点
味がしないなー
うーん
味覚障害と爪に白いテンテン『うつ病』に『亜鉛欠乏うつ』を併発しているかも
大変だニャ
かかりつけの先生からの紹介状を持って私の外来に来てもらってください
うつ病で、1年前から抗うつ薬 2錠と睡眠薬 2錠を飲んでいらっしゃるんですね

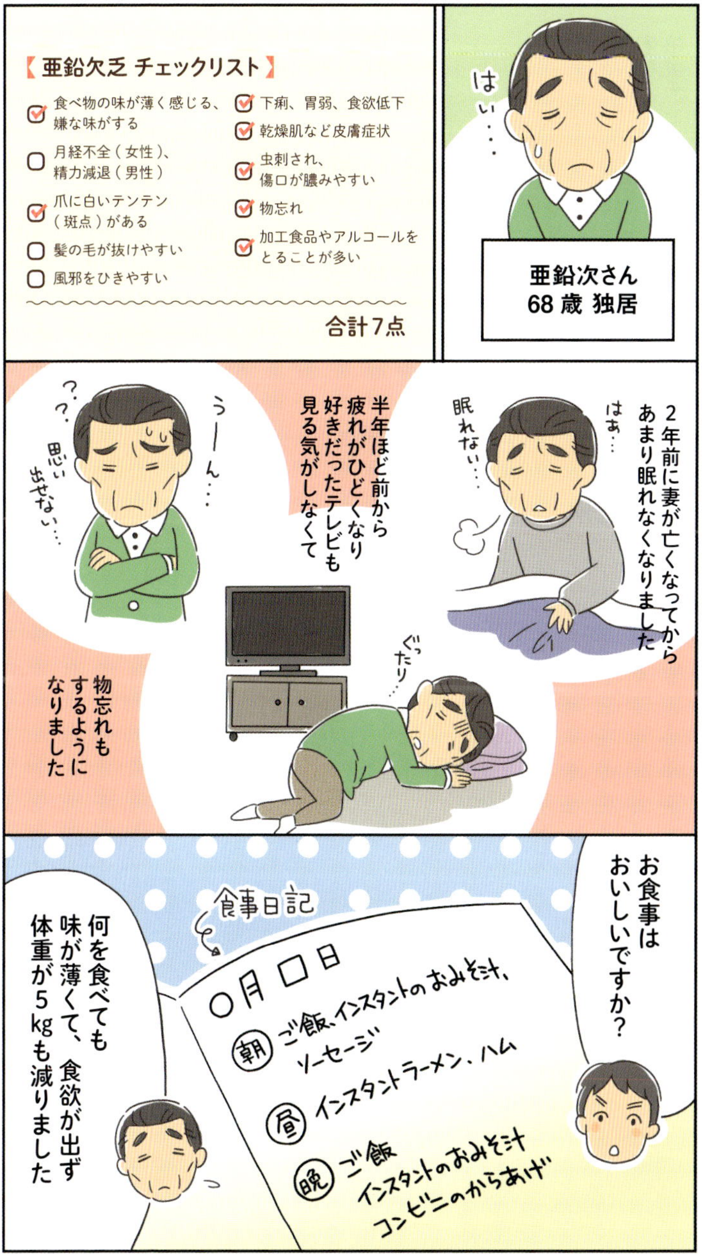
はい…
亜鉛次さん
68歳 独居
【亜鉛欠乏 チェックリスト】
☑ 食べ物の味が薄く感じる、嫌な味がする
☐ 月経不全（女性）、精力減退（男性）
☑ 爪に白いテンテン（斑点）がある
☐ 髪の毛が抜けやすい
☐ 風邪をひきやすい
☑ 下痢、胃弱、食欲低下
☑ 乾燥肌など皮膚症状
☑ 虫刺され、傷口が膿みやすい
☑ 物忘れ
☑ 加工食品やアルコールをとることが多い
合計7点
2年前に妻が亡くなってからあまり眠れなくなりました
はぁ…
眠れない…
半年ほど前から疲れがひどくなり好きだったテレビも見る気がしなくて
ぐったり…
うーん…
??
思い出せない…
物忘れもするようになりました
お食事はおいしいですか？
食事日記
○月□日
朝 ご飯、インスタントのおみそ汁、ソーセージ
昼 インスタントラーメン、ハム
晩 ご飯 インスタントのおみそ汁 コンビニのからあげ
何を食べても味が薄くて、食欲が出ず体重が5kgも減りました

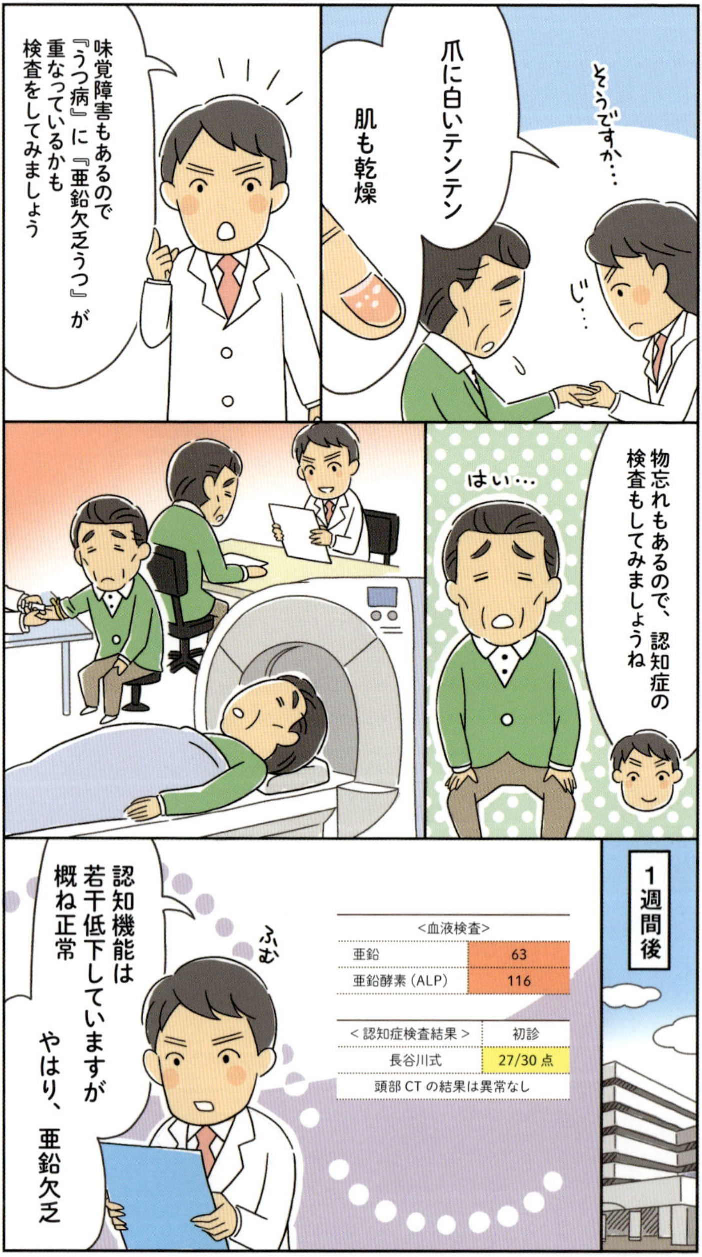
そうですか…
じ…
爪に白いテンテン
肌も乾燥
味覚障害もあるので『うつ病』に『亜鉛欠乏うつ』が重なっているかも検査をしてみましょう
物忘れもあるので、認知症の検査もしてみましょうね
はい…
1週間後
<血液検査>
亜鉛 63
亜鉛酵素（ALP） 116
< 認知症検査結果 > 初診
長谷川式 27/30 点
頭部 CT の結果は異常なし
ふむ
認知機能は若干低下していますが概ね正常
やはり、亜鉛欠乏

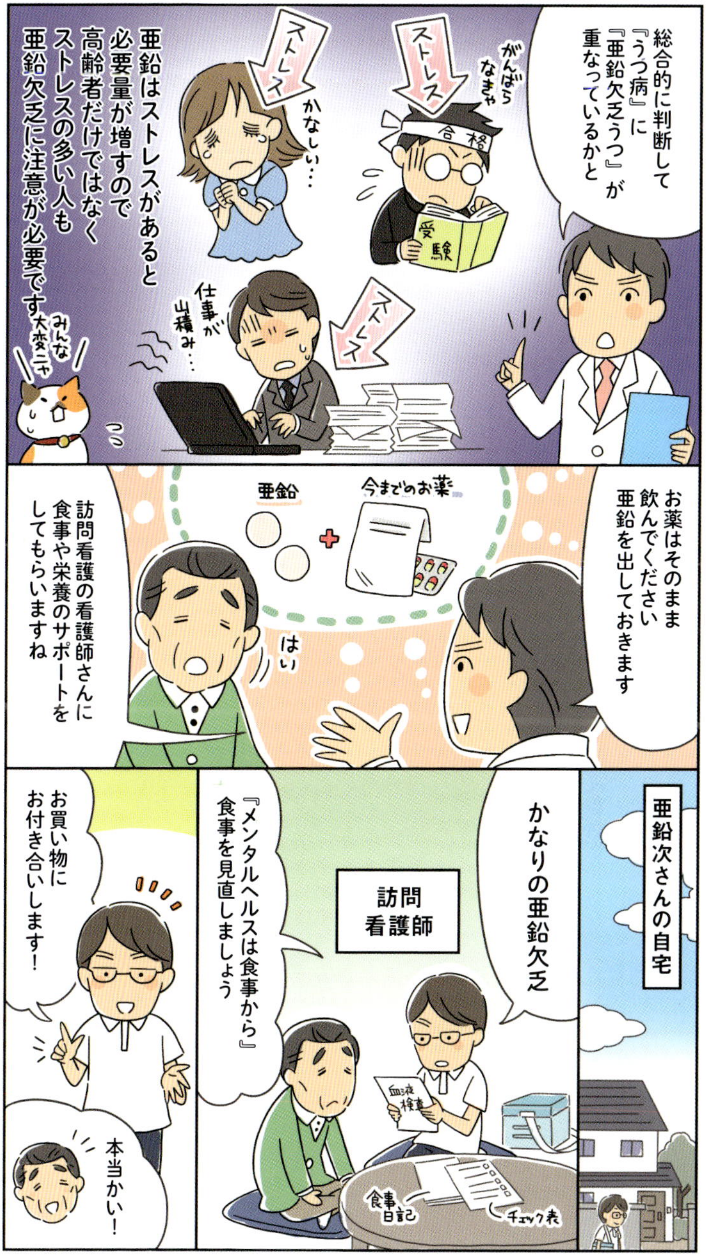

総合的に判断して『うつ病』に『亜鉛欠乏うつ』が重なっているかと
ストレス
がんばらなきゃ
合格
受験
ストレス
かなしい…
ストレス
仕事が山積み…
亜鉛はストレスがあると必要量が増すので高齢者だけではなくストレスの多い人も亜鉛欠乏に注意が必要です
みんな大変ニャ
お薬はそのまま飲んでください
亜鉛を出しておきます
今までのお薬
亜鉛
はい
訪問看護の看護師さんに食事や栄養のサポートをしてもらいますね
亜鉛次さんの自宅
かなりの亜鉛欠乏
訪問看護師
『メンタルヘルスは食事から』
食事を見直しましょう
血液検査
食事日記
チェック表
お買い物にお付き合いします!
本当かい!

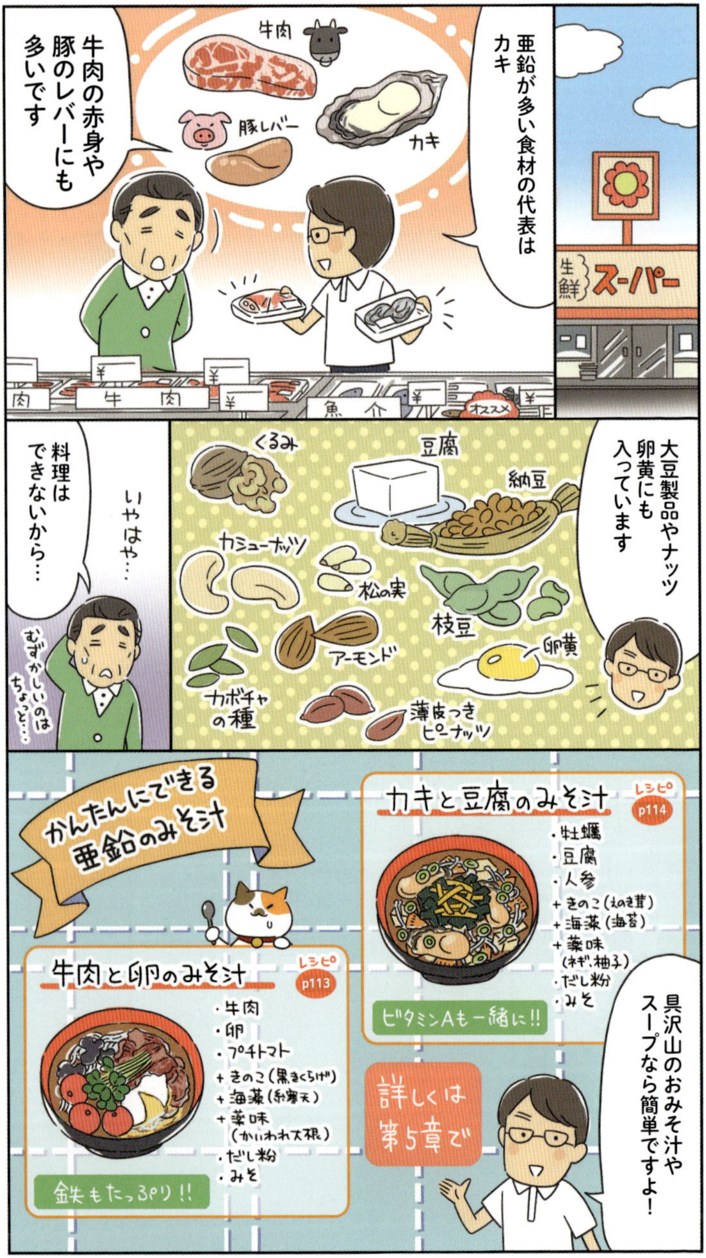
生鮮 スーパー
亜鉛が多い食材の代表はカキ
牛肉
豚レバー
カキ
牛肉の赤身や豚のレバーにも多いです
肉
牛 肉
魚 介
オススメ
大豆製品やナッツ卵黄にも入っています
豆腐
納豆
くるみ
カシューナッツ
松の実
枝豆
卵黄
アーモンド
カボチャの種
薄皮つきピーナッツ
いやはや…
料理はできないから…
むずかしいのはちょっと…
かんたんにできる亜鉛のみそ汁
カキと豆腐のみそ汁
レシピ p114
・牡蠣
・豆腐
・人参
+きのこ(えのき茸)
+海藻(海苔)
+薬味(ネギ、柚子)
・だし粉
・みそ
ビタミンAも一緒に!!
牛肉と卵のみそ汁
レシピ p113
・牛肉
・卵
・プチトマト
+きのこ(黒きくらげ)
+海藻(糸寒天)
+薬味(かいわれ大根)
・だし粉
・みそ
鉄もたっぷり!!
詳しくは第5章で
具沢山のおみそ汁やスープなら簡単ですよ!

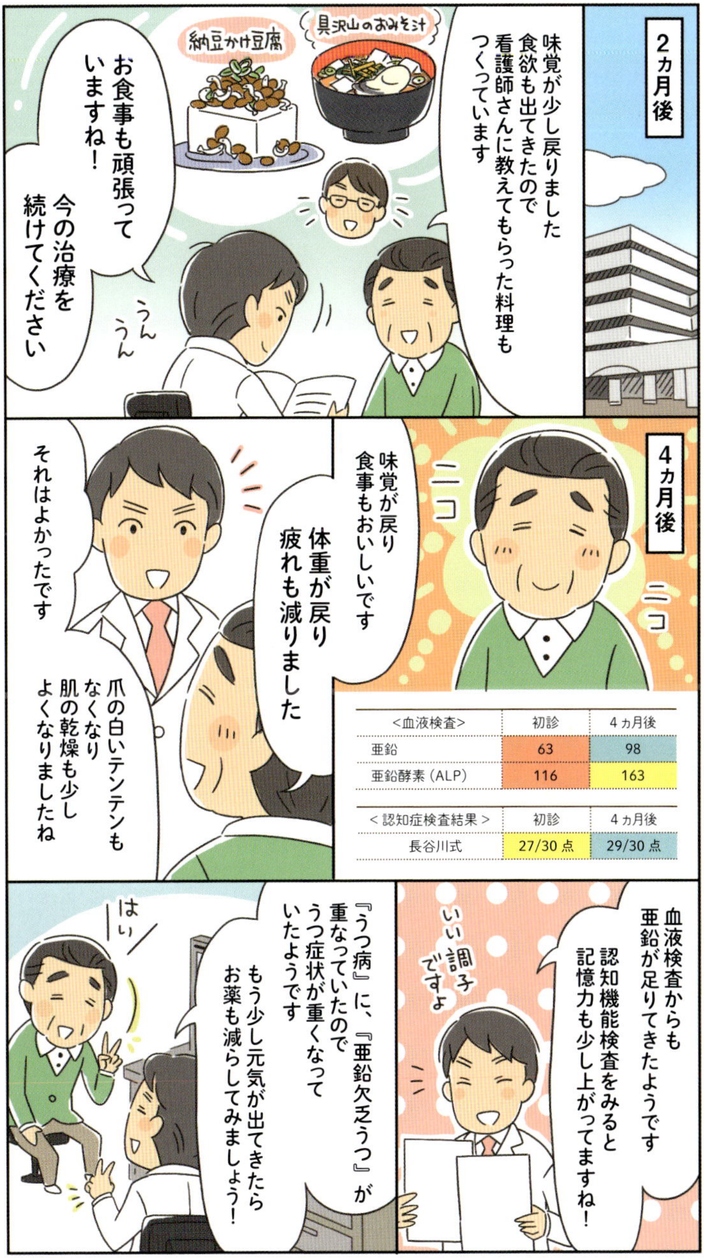
2ヵ月後
味覚が少し戻りました
食欲も出てきたので
看護師さんに教えてもらった料理も
つくっています
具沢山のおみそ汁
納豆かけ豆腐
お食事も頑張っていますね！
今の治療を続けてください
うんうん
4ヵ月後
ニコ
ニコ
味覚が戻り
食事もおいしいです
体重が戻り
疲れも減りました
それはよかったです
爪の白いテンテンもなくなり
肌の乾燥も少しよくなりましたね
血液検査からも亜鉛が足りてきたようです
認知機能検査をみると記憶力も少し上がってますね！
いい調子ですよ
『うつ病』に、『亜鉛欠乏うつ』が重なっていたので
うつ症状が重くなっていたようです
もう少し元気が出てきたらお薬も減らしてみましょう！
はい

<血液検査>	初診	4ヵ月後
亜鉛	63	98
亜鉛酵素（ALP）	116	163

< 認知症検査結果 >	初診	4ヵ月後
長谷川式	27/30 点	29/30 点

5 ビタミンD欠乏うつのD子さん

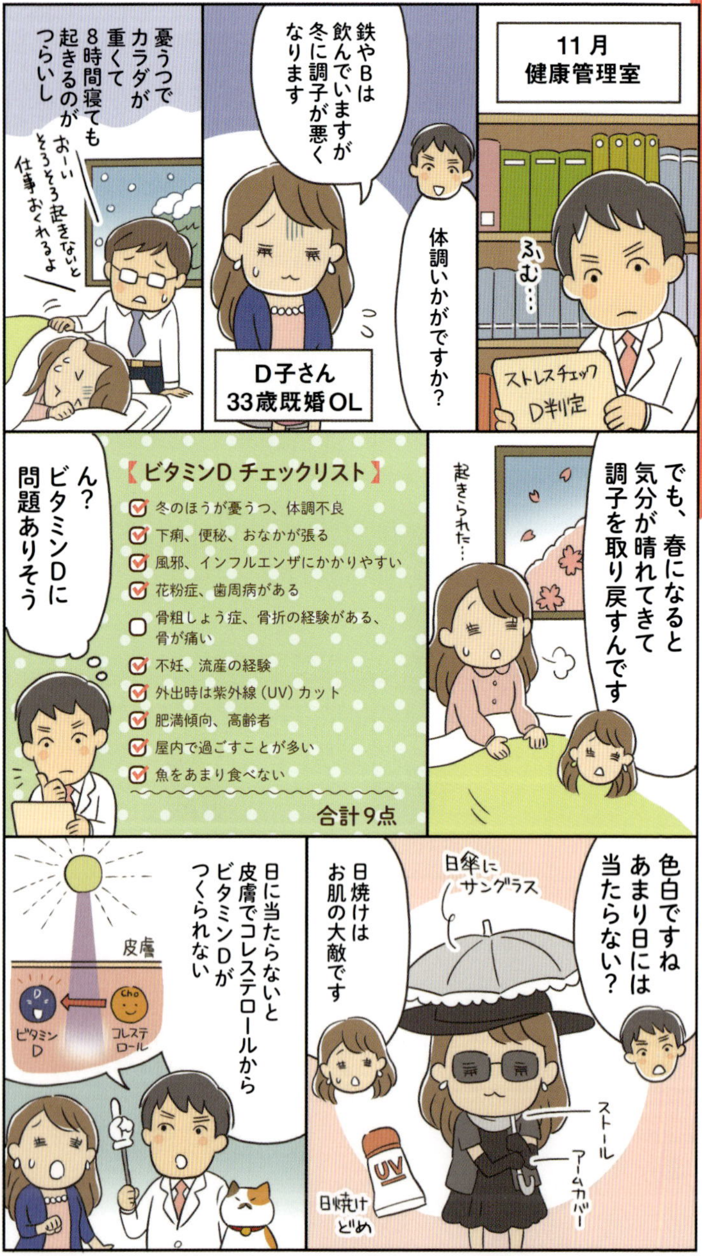

11月
健康管理室
ふむ…
ストレスチェック
D判定
体調いかがですか?
鉄やBは飲んでいますが冬に調子が悪くなります
D子さん
33歳既婚OL
憂うつでカラダが重くて8時間寝ても起きるのがつらいし
おーい そろそろ起きないと仕事おくれるよ
でも、春になると気分が晴れてきて調子を取り戻すんです
起きられた…
【ビタミンD チェックリスト】
冬のほうが憂うつ、体調不良
下痢、便秘、おなかが張る
風邪、インフルエンザにかかりやすい
花粉症、歯周病がある
骨粗しょう症、骨折の経験がある、骨が痛い
不妊、流産の経験
外出時は紫外線（UV）カット
肥満傾向、高齢者
屋内で過ごすことが多い
魚をあまり食べない
合計9点
ん?
ビタミンDに問題ありそう
色白ですね あまり日には当たらない?
日焼けはお肌の大敵です
日傘にサングラス
ストール
アームカバー
UV
日焼けどめ
日に当たらないと皮膚でコレステロールからビタミンDがつくられない
皮膚
D
Cho
ビタミンD
コレステロール

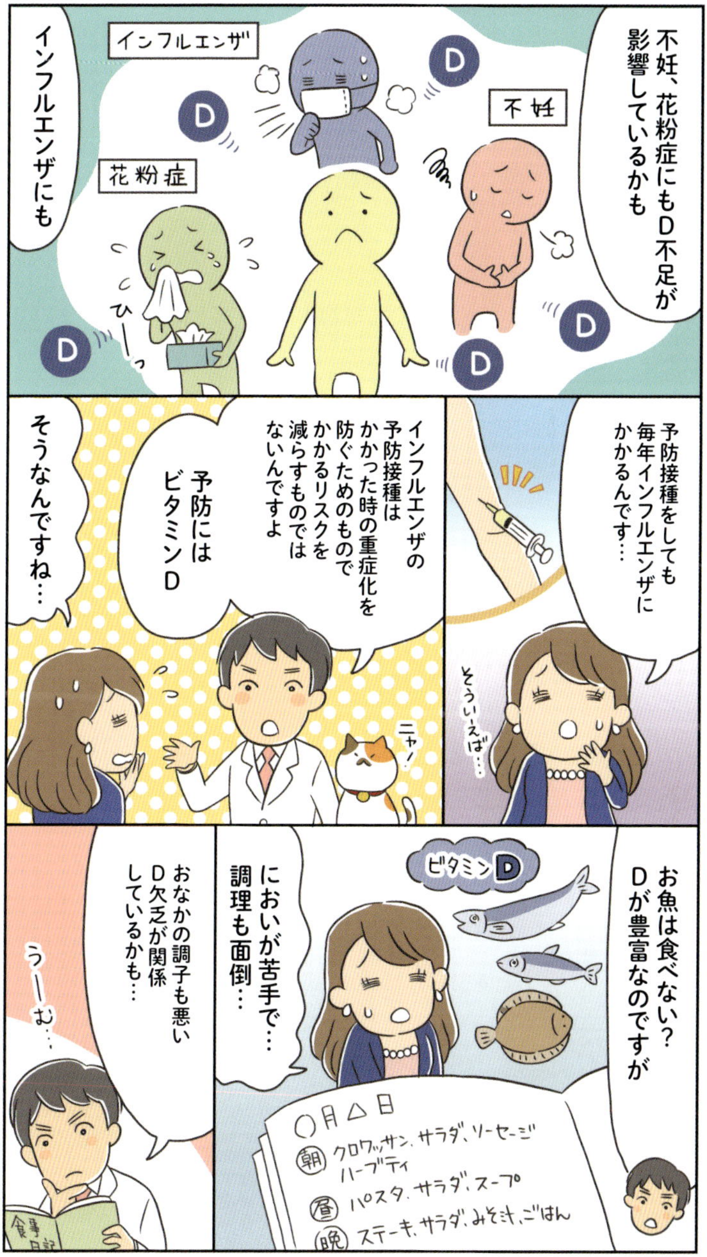
不妊、花粉症にもD不足が影響しているかも
不妊
インフルエンザ
花粉症
ひーーっ
インフルエンザにも
予防接種をしても毎年インフルエンザにかかるんです…
そういえば…
インフルエンザの予防接種はかかった時の重症化を防ぐためのものでかかるリスクを減らすものではないんですよ
予防にはビタミンD
ニャ！
そうなんですね…
お魚は食べない？Dが豊富なのですが
ビタミンD
においが苦手で…調理も面倒…
○月△日
朝 クロワッサン、サラダ、ソーセージ ハーブティ
昼 パスタ、サラダ、スープ
晩 ステーキ、サラダ、みそ汁、ごはん
おなかの調子も悪いD欠乏が関係しているかも…
うーむ…
食事日記

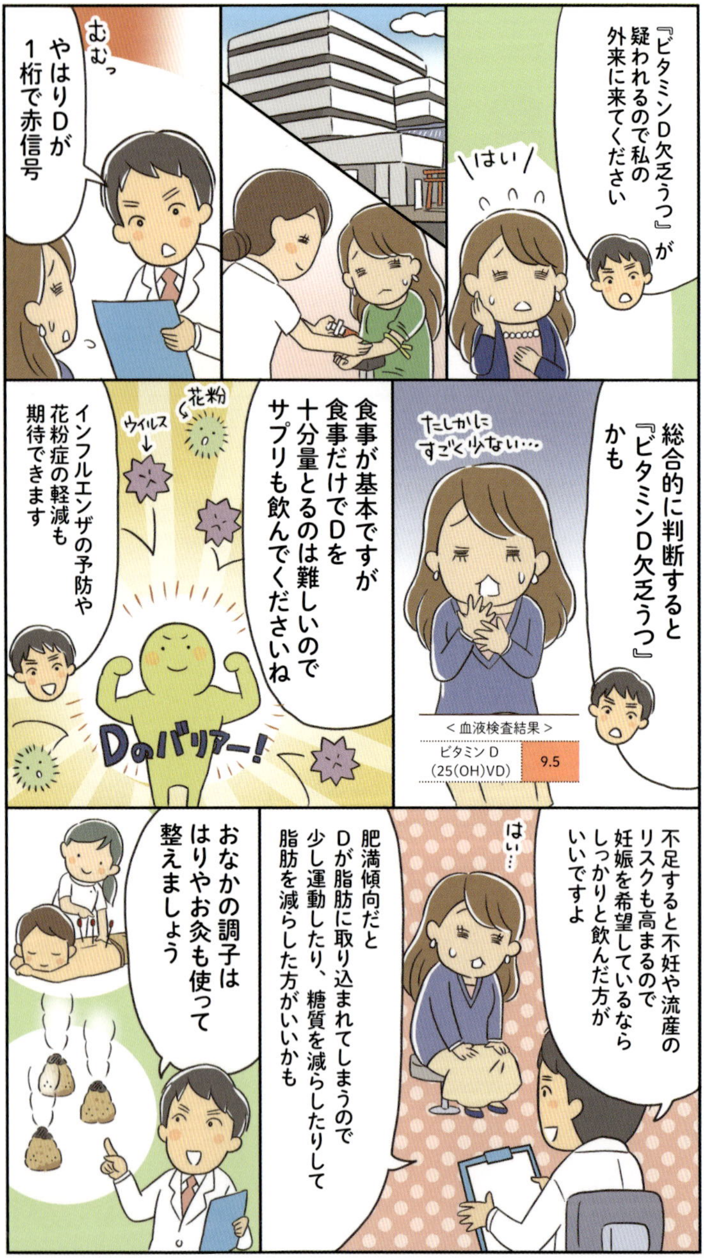
『ビタミンD欠乏うつ』が疑われるので私の外来に来てください
はい
むむっ
やはりDが1桁で赤信号
総合的に判断すると『ビタミンD欠乏うつ』かも
たしかにすごく少ない…
＜血液検査結果＞
ビタミンD (25(OH)VD) 9.5
食事が基本ですが食事だけでDを十分量とるのは難しいのでサプリも飲んでくださいね
花粉
ウイルス
Dのバリアー！
インフルエンザの予防や花粉症の軽減も期待できます
不足すると不妊や流産のリスクも高まるので妊娠を希望しているならしっかりと飲んだ方がいいですよ
はい…
肥満傾向だとDが脂肪に取り込まれてしまうので少し運動したり、糖質を減らしたりして脂肪を減らした方がいいかも
おなかの調子ははりやお灸も使って整えましょう

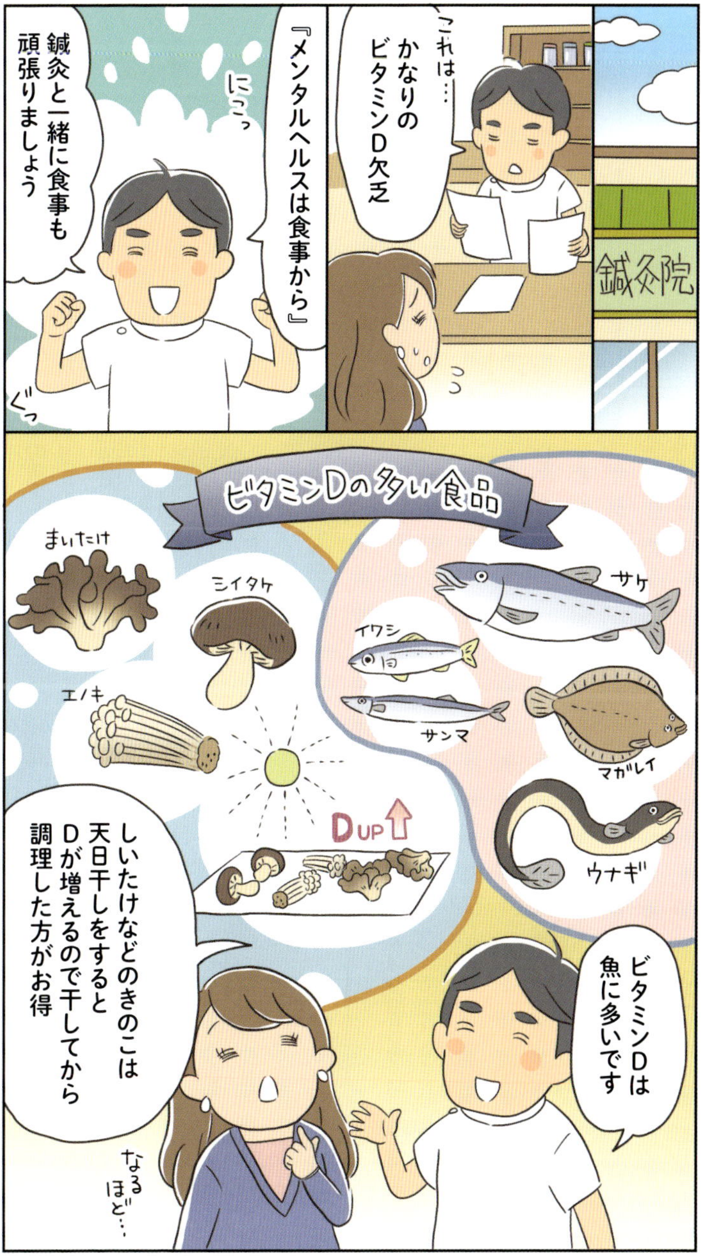
鍼灸院
これは…
かなりのビタミンD欠乏
『メンタルヘルスは食事から』
にこっ
鍼灸と一緒に食事も頑張りましょう
ぐっ
ビタミンDの多い食品
まいたけ
シイタケ
エノキ
D UP
サケ
イワシ
サンマ
マガレイ
ウナギ
ビタミンDは魚に多いです
しいたけなどのきのこは天日干しをするとDが増えるので干してから調理した方がお得
なるほど…

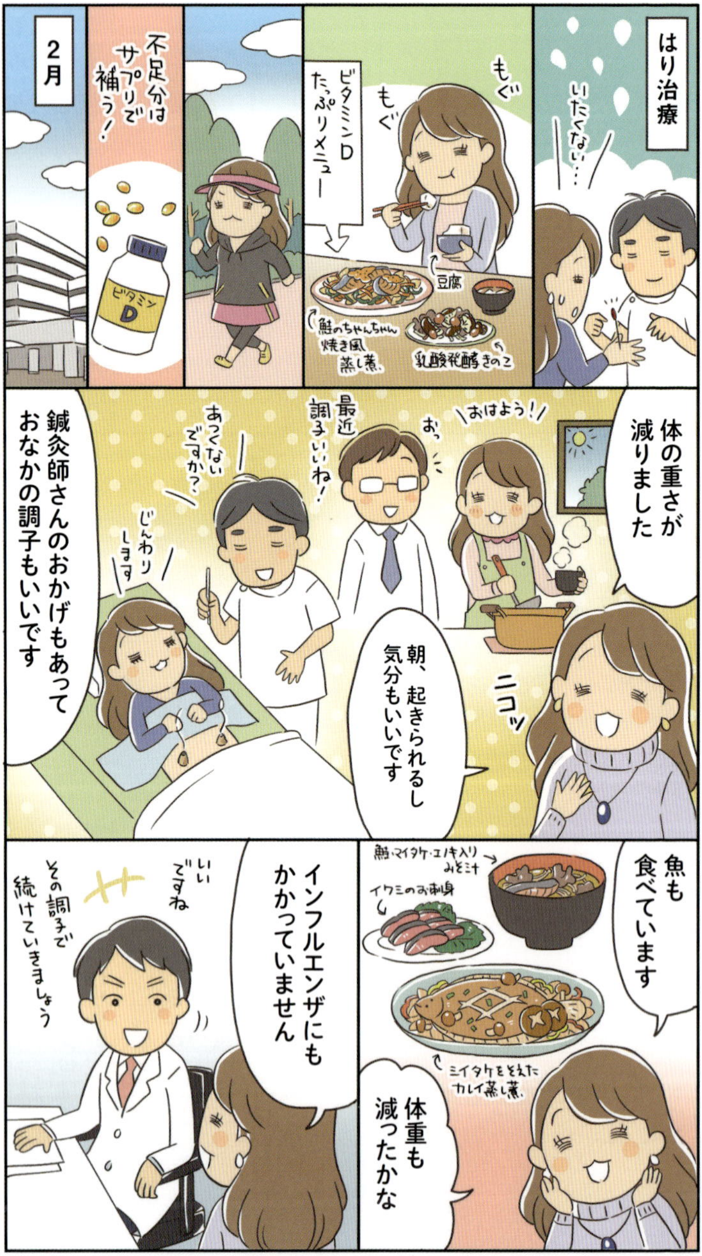
はり治療
いたくない…
もぐ
もぐ
ビタミンDたっぷりメニュー
豆腐
鮭のちゃんちゃん焼き風蒸し煮
乳酸発酵きのこ
不足分はサプリで補う！
ビタミンD
2月
体の重さが減りました
ニコッ
朝、起きられるし気分もいいです
おはよう！
おっ
最近調子いいね！
あつくないですか？
じんわりします
鍼灸師さんのおかげもあっておなかの調子もいいです
魚も食べています
鮭・マイタケ・エノキ入りみそ汁
イワシのお刺身
シイタケをそえたカレイ蒸し煮
体重も減ったかな
インフルエンザにもかかっていません
いいですね
その調子で続けていきましょう

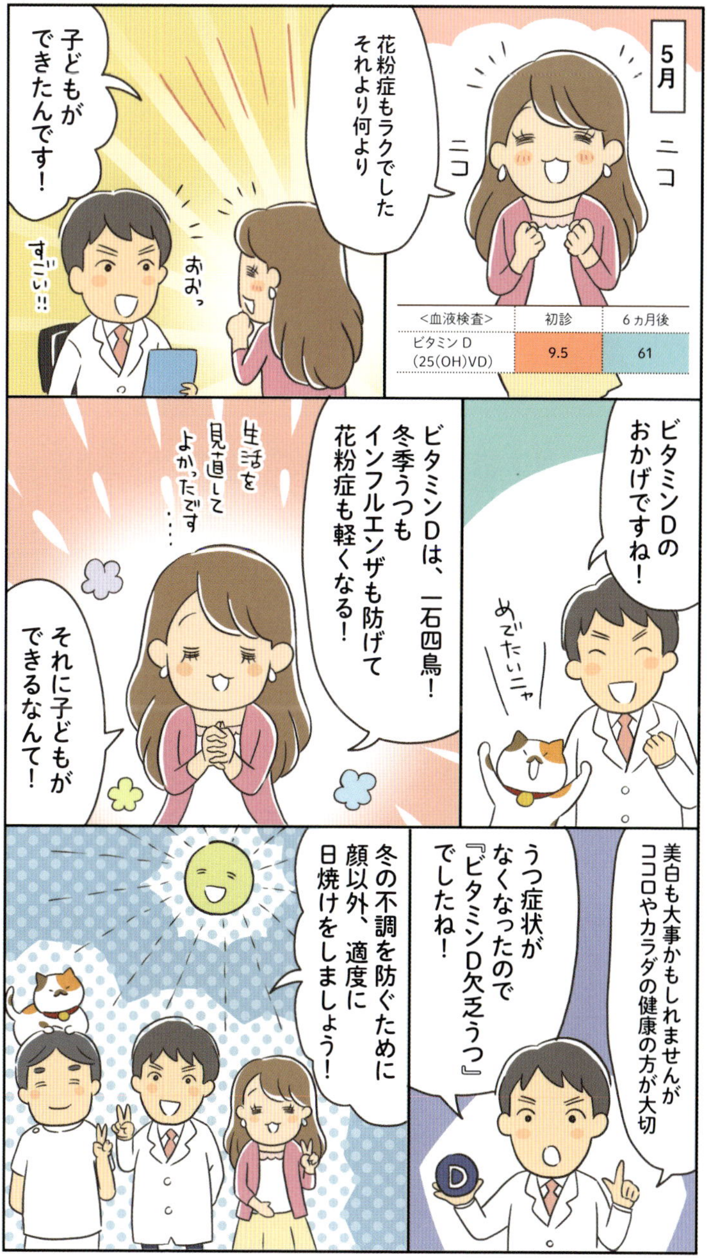
5月
ニコ
ニコ
<血液検査> 初診 6ヵ月後
ビタミンD (25(OH)VD) 9.5 61
花粉症もラクでした それより何より
子どもができたんです！
おおっ
すごい!!
ビタミンDのおかげですね！
めでたいニャ
ビタミンDは、一石四鳥！ 冬季うつも インフルエンザも防げて 花粉症も軽くなる！
生活を見直してよかったです……
それに子どもができるなんて！
美白も大事かもしれませんが ココロやカラダの健康の方が大切
うつ症状がなくなったので『ビタミンD欠乏うつ』でしたね！
D
冬の不調を防ぐために 顔以外、適度に 日焼けをしましょう！

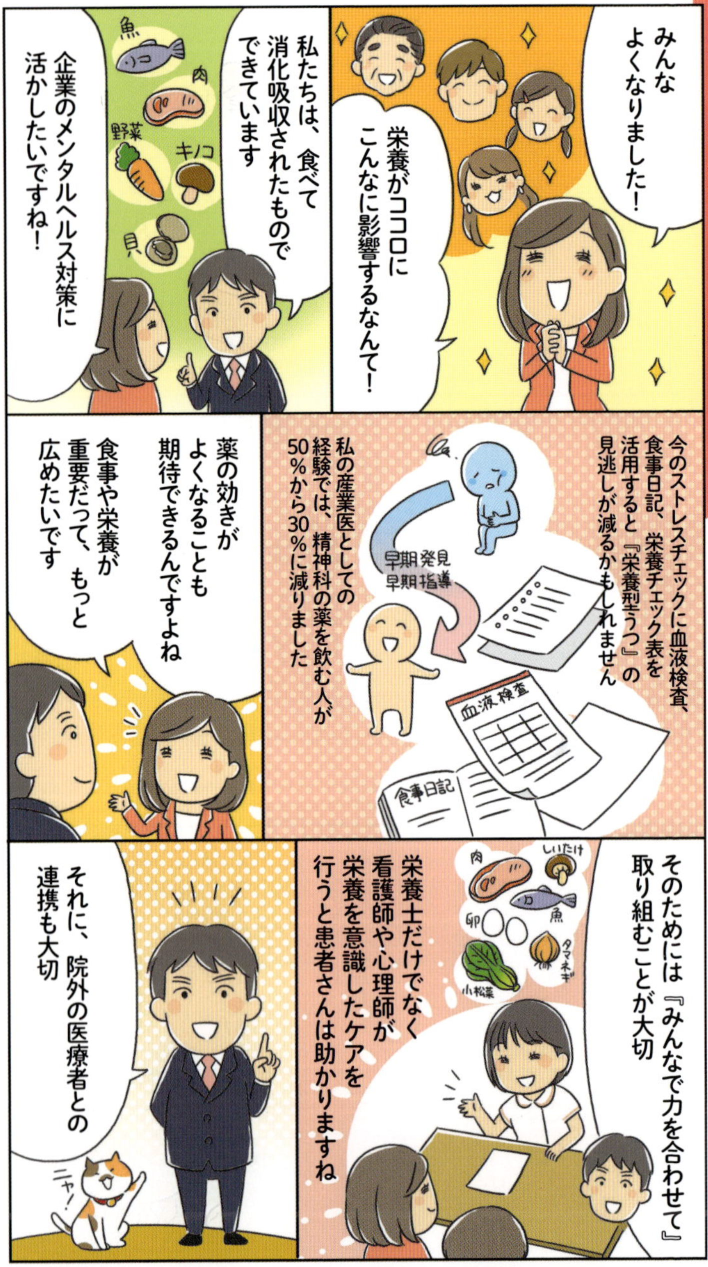
みんなよくなりました!
栄養がココロにこんなに影響するなんて!
私たちは、食べて消化吸収されたものでできています
魚
肉
野菜
キノコ
貝
企業のメンタルヘルス対策に活かしたいですね!
今のストレスチェックに血液検査、食事日記、栄養チェック表を活用すると『栄養型うつ』の見逃しが減るかもしれません
早期発見
早期指導
血液検査
食事日記
私の産業医としての経験では、精神科の薬を飲む人が50%から30%に減りました
薬の効きがよくなることも期待できるんですよね
食事や栄養が重要だって、もっと広めたいです
そのためには『みんなで力を合わせて』取り組むことが大切
肉
しいたけ
魚
卵
タマネギ
小松菜
栄養士だけでなく看護師や心理師が栄養を意識したケアを行うと患者さんは助かりますね
それに、院外の医療者との連携も大切
ニャ!

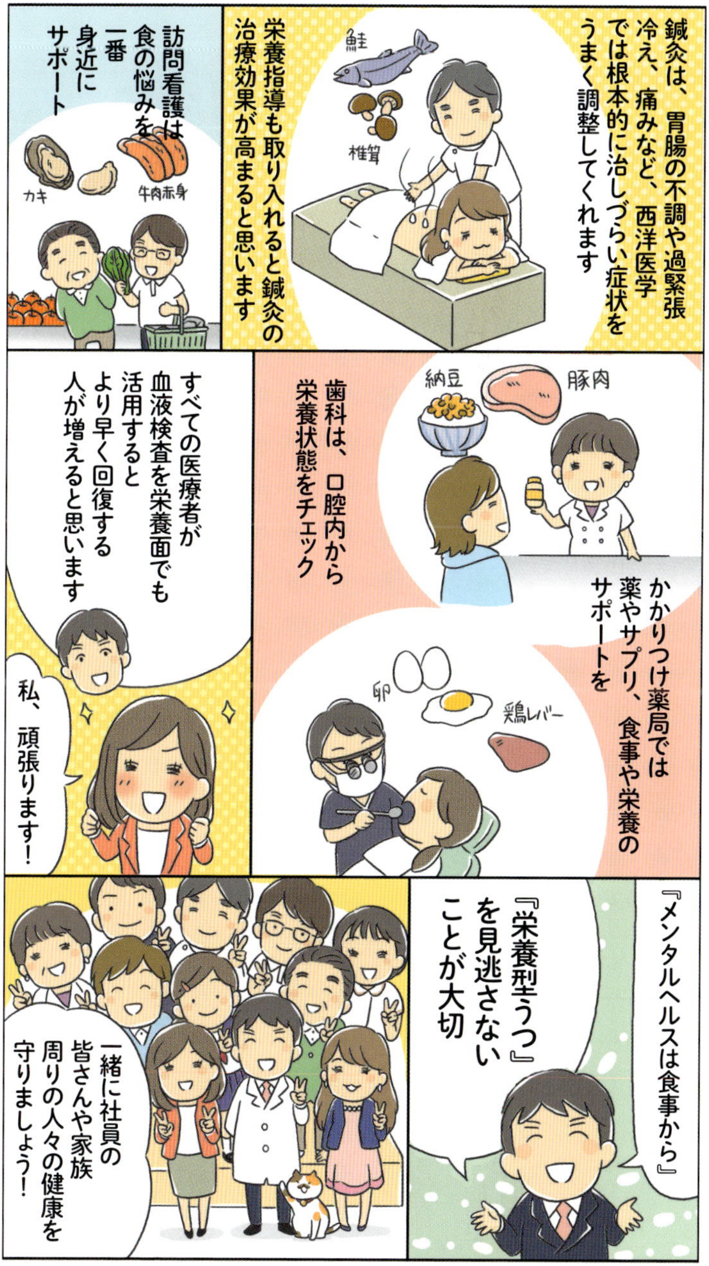

鍼灸は、胃腸の不調や過緊張
冷え、痛みなど、西洋医学
では根本的に治しづらい症状を
うまく調整してくれます
鮭
椎茸
栄養指導も取り入れると鍼灸の
治療効果が高まると思います
訪問看護は
食の悩みを
一番
身近に
サポート
カキ
牛肉赤身
納豆
豚肉
かかりつけ薬局では
薬やサプリ、食事や栄養の
サポートを
歯科は、口腔内から
栄養状態をチェック
卵
鶏レバー
すべての医療者が
血液検査を栄養面でも
活用すると
より早く回復する
人が増えると思います
私、頑張ります！
『メンタルヘルスは食事から』
『栄養型うつ』
を見逃さない
ことが大切
一緒に社員の
皆さんや家族
周りの人々の健康を
守りましょう！

ストレスチェック制度に早期栄養医学的指導を

企業での栄養指導で薬物治療者が50%から30%に

ある企業での産業医としての経験

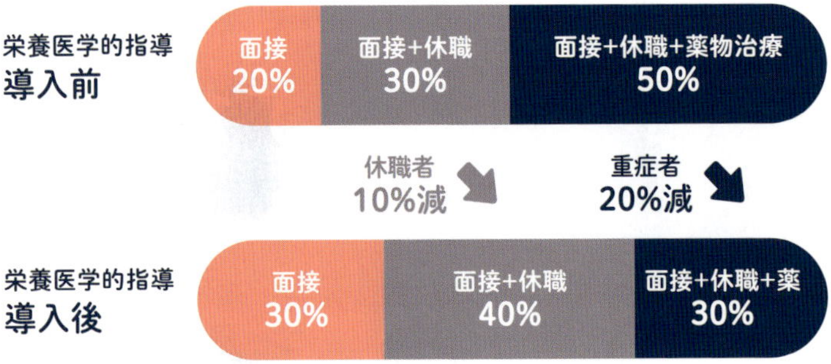

産業医面談受診者　導入前27人、導入後30人　共に、男性:女性=33%:67%

企業におけるストレスチェック制度への提言

うつ状態の早期発見のために、企業では年1回のストレスチェックが義務付けられています。ストレスが高いと判断された人は、産業医との面談が推奨され、産業医は必要に応じて精神科を紹介、早期診断・早期治療につなげています。ストレスチェックに加えて、健康診断や人間ドックでの血液検査を活用し、産業医や保健師が「栄養医学的アドバイス」ができれば理想的。産業医面談に、栄養医学的指導を取り入れたところ、薬物治療を必要とする人が2割、休職者が1割ほど減りました。メンタルヘルスにおける食事や栄養の重要性についての社員研修も望まれます。

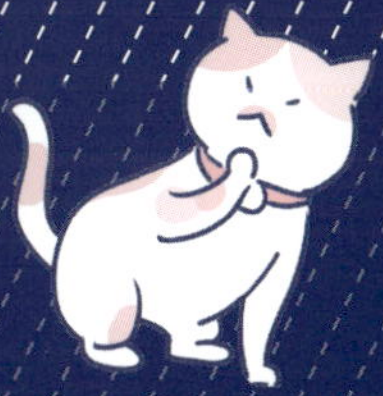

PART 2

「栄養型うつ」って知っていますか？

栄養に問題があると

幸せホルモンやエネルギーを

うまくつくれず、うつ状態に…

まずは医療機関で適切な診断を！

栄養型うつって何?

ココロの不調の原因は
栄養によるカラダの問題かもしれません

うつ状態

憂うつ、疲れやすい、睡眠障害(不眠/過眠)、
食欲異常(食欲不振/過食)など

失恋　栄養型うつ　うつ病

栄養の問題を解決するだけでよくなる「うつ」もある

憂うつ、疲れやすい、眠れない。人は、さまざまな要因で「うつ状態」になりますが、「うつ病」であるとは限りません。例えば、失恋。その一時的な不調は、「うつ状態」であり、「うつ病」ではありません。

「栄養型うつ」とは、栄養の問題を解決するだけで、よくなる「うつ状態」のこと。栄養の問題がカラダの問題を引き起こし、ココロの不調につながることがあります。「うつ病」の診断には、「カラダの問題が明らかな原因でないこと」が条件。鉄欠乏症など、特定の栄養素の問題を改善するだけで症状がなくなる「うつ状態」は、「うつ病」ではありません。

栄養型うつにはどんな種類があるの?

タンパク質やビタミンB群、鉄などの栄養の問題が、さまざまなうつ状態の原因に。鉄欠乏など単独の栄養の問題が、うつ状態を引き起こすほか、複数の栄養の問題が重なって、うつ状態を引き起こすことも多いです。6つの栄養型うつのタイプ別詳細は3章で！

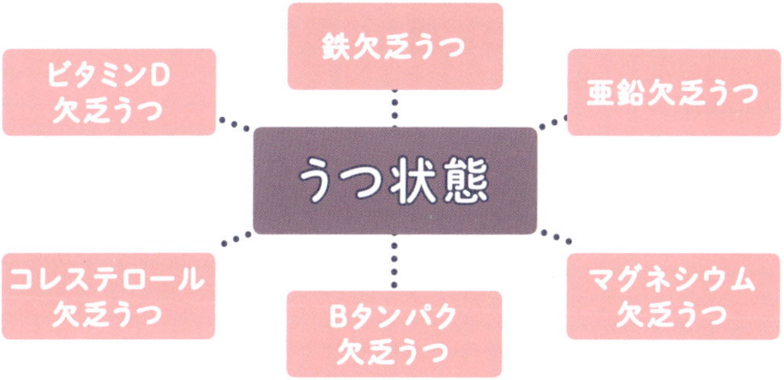

栄養型うつが精神疾患に重なっている

精神疾患に、栄養が原因となるうつ症状が、重なっていることが少なくありません。栄養の問題を解決すると、一部の症状が改善したり、薬の効きがよくなったり、体質改善の結果、薬の副作用の軽減や減薬につながったりすることもあります。

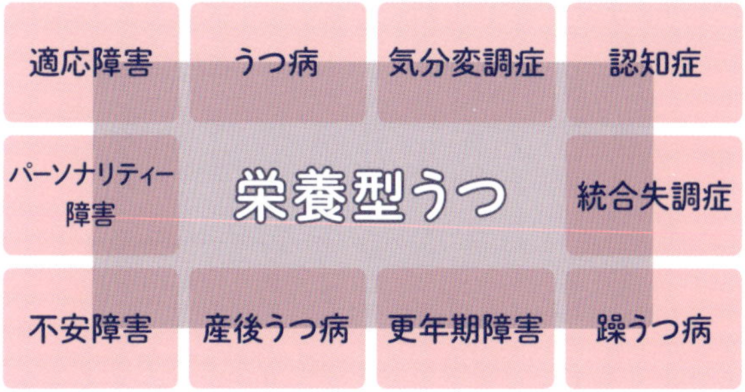

栄養でココロの不調に負けない体質に

～レジリエンスの向上～

栄養状態を改善すれば、ストレスに強く、自己治癒力のある体質に！

今、ココロの不調がある人

回復力　うつが早くよくなる体質　→　自己治癒力UP!

＋

今、ココロの不調がない人

予防力　うつにならない体質　→　ストレス耐性UP!

栄養状態のよし悪しがココロの健康に影響します

ストレスがあってもうつ状態になる人とならない人、うつ状態になっても早く治る人と治りにくい人がいます。この違いは、「体質」。ストレス状態では、タンパク質やビタミンB群、亜鉛、マグネシウムなどの栄養素がより多く必要です。栄養を改善し、予防力を身につければ、ストレスがかかっても、うつになるリスクが減ります。

　また、うつ症状がすでにある場合、栄養の改善で、うつ症状が軽くなったり、なくなったり、減薬につながったりすることも。栄養でココロの不調に負けない体質にすることを「レジリエンス」を上げるといいます。

COLUMN

栄養型うつは
精神ではなくカラダの問題

医療機関で
血液検査と適切な診断を

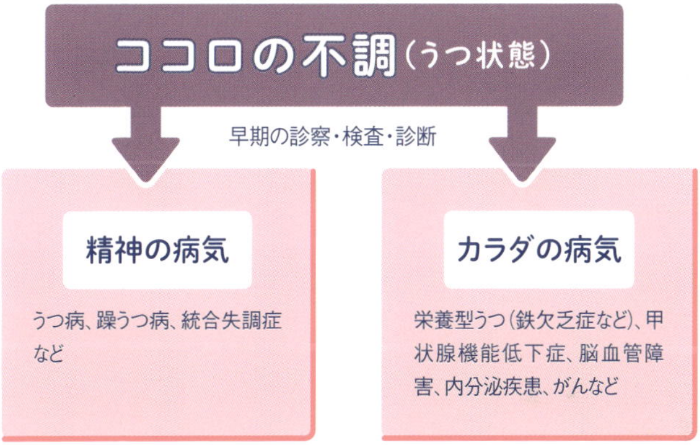

※精神の病気とカラダの病気の両方があることも

自己判断は非常に危険。うつ病に移行する可能性も

ココロの不調が、2週間以上続く場合は、内科でもかまわないので、必ず医療機関の受診を。診察や血液などの検査を通じて、カラダの病気なのか、うつ病や躁うつ病のような精神の病気なのかを、適切に判断してもらいましょう。

2週間以上、不調が続く場合、自己判断は非常に危険。精神の病気は「死ぬ可能性のある病気」で、早期発見、早期の適切な治療が必要です。「栄養型うつ」であっても、精神科や心療内科の専門医と連携して、栄養の改善を目指すことが大切。適切な治療が行われないと、うつ病に移行する可能性があります。

栄養が脳内ホルモンの材料！

ココロのバランスには栄養が大切

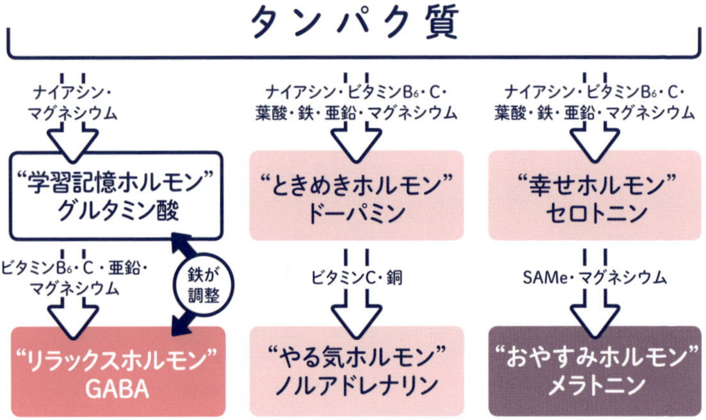

抗うつ薬：セロトニン、ノルアドレナリン、ドーパミンに作用
抗不安薬：GABAに作用　睡眠薬：GABA、メラトニンに作用

栄養が十分にあると、抗うつ薬などの薬の効きもよくなる

リラックスした気持ちにさせてくれるGABAや、やる気にさせてくれるノルアドレナリンなど、脳内ではさまざまなホルモン（神経伝達物質）がつくられ、ココロのバランスが保たれています。タンパク質やビタミンB群、ミネラルなどの必要な栄養が足りないと、ホルモンがスムーズにつくられず、うつ症状が出ることも。

抗うつ薬、抗不安薬、睡眠薬などの薬は、それぞれのホルモンがうまく働く補助をしますが、必要な栄養素が足りないと、薬の効果が不十分になったり、副作用が出やすくなったりします。栄養をしっかり補うと、減薬につながる可能性もあります。

栄養が
エネルギー産生の要！

ミトコンドリアはエネルギー産生工場

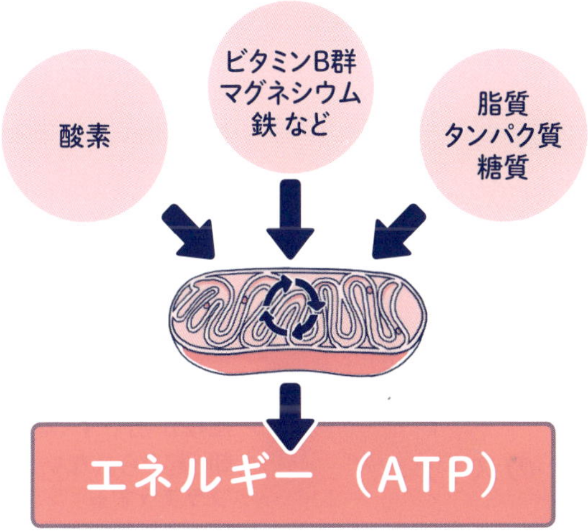

栄養で神経細胞を含む全身の細胞を元気に！

全身の細胞には、エネルギーを作る工場（ミトコンドリア）があり、エネルギーのもととなる十分な栄養が必要です。不足すると効率よくエネルギーをつくれなくなり、脳の神経細胞の機能が保てない、疲れやすいなど、「うつ症状」の原因に。特に重要な栄養素はビタミンB群と鉄です。

ミトコンドリアの数を増やすことも大切です。栄養に加え、有酸素運動、筋肉を増やす、水シャワー、姿勢を正しく保つ、冷たい飲み物を避ける、緑黄色野菜などの抗酸化物質をとる、たまに空腹感を感じるようなプチ断食を行うなどで、ミトコンドリアの数を増やしましょう。

ストレスと戦うホルモンにも栄養が必要

副腎がストレスを和らげています

ストレスと戦うホルモン（コルチゾール）

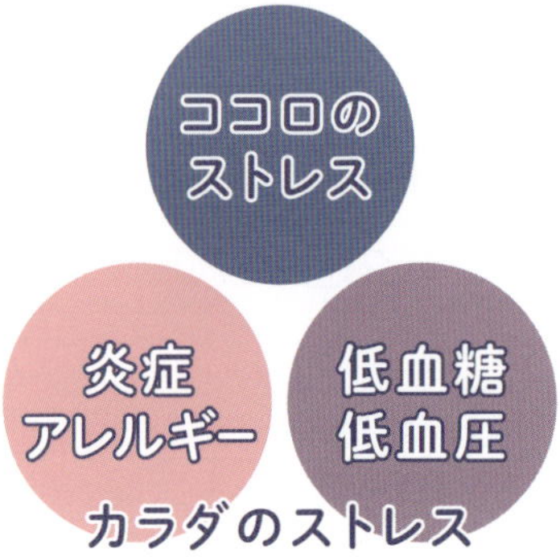
ココロのストレス
炎症
アレルギー
低血糖
低血圧
カラダのストレス

1 ココロのストレスを和らげる
人間関係、過労 など

2 カラダのストレスを和らげる
炎症、アレルギー、低血糖、低血圧など

不足すると…

1 疲れやすく、うつ状態に
2 湿疹が出やすくなる
3 朝、起きられない、フラフラする

コルチゾールはストレスで最初は出すぎ、徐々に出なくなる

　コルチゾールは、コレステロール（脂質＋タンパク質）が材料で、さまざまなストレスで副腎から分泌されます。1日の中では早朝に多く分泌され、夕方から夜にかけて少なくなります。コルチゾールは慢性的なストレスで、最初は過剰に分泌されます。分泌が多すぎると、免疫力が下がったり、記憶に関わる脳の海馬が萎縮したり、不妊の原因になったり。

　度重なるストレスで、副腎が疲れてくると、次第にコルチゾールが分泌できなくなり、副腎疲労に。するとストレスの原因に対処できなくなり、うつ状態や慢性疲労、低血糖などココロやカラダに不調があらわれます。

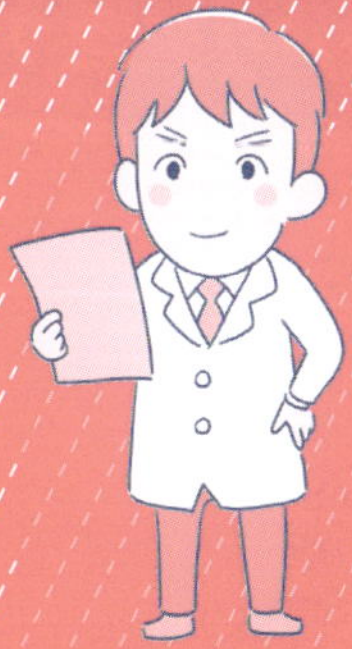

PART 3

それぞれの「栄養型うつ」の特徴を理解しよう

Bタンパク欠乏うつ、鉄欠乏うつ、

亜鉛欠乏うつなど、それぞれの特徴を

理解して、ココロの不調に負けない

カラダづくりをしましょう！

TYPE 1 Bタンパク欠乏うつ

CHECK LIST!

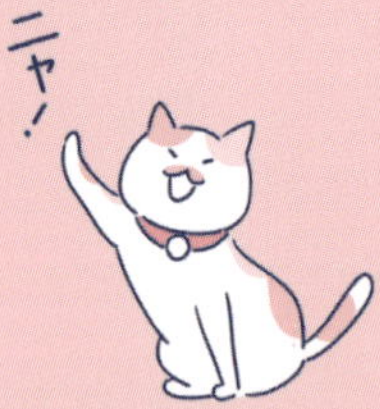

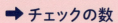

- □ 集中力や記憶力が落ちた
- □ 悪夢を見る
- □ 音に敏感になった
- □ 疲れやすい
- □ 口内炎や口角炎がよくできる
- □ 筋力が低下してきた
- □ むくみやすい
- □ ストレスが多い、精神疾患がある
- □ 肉・魚・卵をあまり食べない、少食
- □ 糖質過多、お菓子・ジュース／清涼飲料水・アルコールをよくとる

➡ チェックの数 □ 個

3つ以上は黄色信号！
5つ以上は赤信号！！

多めにとろう！ビタミンB群＋タンパク質

タンパク質とビタミンB群はココロの栄養の基本です。これらは①セロトニンなどの脳内ホルモン、②ストレスと戦うコルチゾール、③神経を含む全身の細胞におけるエネルギー産生など、ココロやカラダの基本となる栄養素。不足するとうつ状態になりやすい体質になります。

ストレスや炎症があると、タンパク質やB群は需要が高まるため、多めにとる必要があります。また、B群は互いに協力し合っているので、うつ状態を治す時には、単独よりB群全体でとる方が効果的。治療のためのB群の最適量は、人や病状によって何倍も異なることがあります。

B群+タンパク質は
栄養型うつ治療の大黒柱

こんな人はBタンパク欠乏かも?

① **ストレスや慢性炎症がある人**

B群とタンパク質の必要量が増える

② **糖質過多な人**

糖質の代謝にB_1を使う
糖質のとりすぎでタンパク質(B群が豊富)が不足する

③ **腸内環境が悪い人**

腸内細菌がB群をうまくつくれない
B群・タンパク質の吸収が低下する

ビタミンBの種類とそれぞれの働き

- ビタミンB_1……………疲労回復ビタミン、糖代謝ビタミン、末梢神経ビタミン
- ナイアシン(B_3)………エネルギー代謝ビタミン、神経過敏予防ビタミン
- パントテン酸(B_5)……副腎(抗ストレス)ビタミン
- ビタミンB_6……………アミノ酸代謝ビタミン、脳内ホルモンビタミン
- ビタミンB_{12}、葉酸……DNA合成ビタミン、造血ビタミン

元気に直結！
B_1&ナイアシン

ビタミンB_1とナイアシンが十分にあると
糖質を効率よくエネルギーにできます

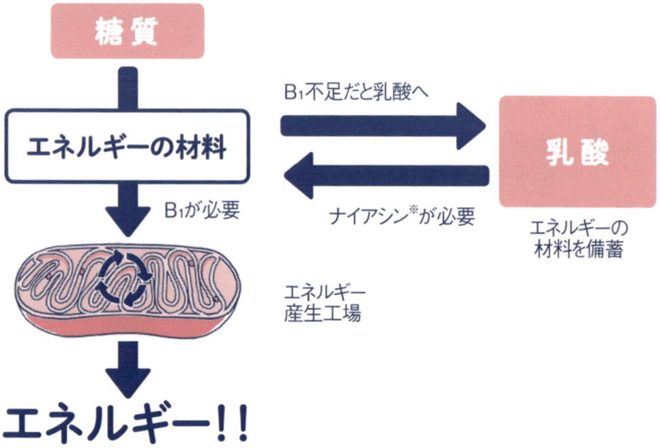

B_1とナイアシン欠乏で乳酸が利用できず、エネルギー不足に

　B_1は、糖質がエネルギー産生工場（ミトコンドリア）に入れるかどうかの大きな鍵です。B_1が不足すると糖質はミトコンドリア内に入れずに、乳酸に。その結果、エネルギーが不足し、倦怠感、集中力や気力の低下、物忘れ、食欲低下、肩こりの原因となります。乳酸は「疲労物質」ではなく「エネルギーの材料の備蓄」。ナイアシンがないと、溜めた乳酸をエネルギーの材料として取り出せず、エネルギーがつくられないため、疲れやすくなります。エネルギーとして使えずに乳酸が溜まってしまうだけなのですが、乳酸が疲労感の原因であると勘違いされています。

※ナイアシン：乳酸を代謝する酵素（LDH）は、補酵素としてナイアシンが必要。ナイアシンが不足してLDHの働きが低下すると、エネルギー産生不足に。肝細胞ではLDHが乳酸を糖にして低血糖を防ぐ。

タンパク質は つくって、こわすを繰り返す

タンパク質は、常に今あるものが分解され、新しいタンパク質に生まれ変わります。その代謝にはビタミンB群が必要。ストレスが多いと、タンパク質はつくる方よりこわす方が多くなるので、タンパク質をたくさんとる必要があります。治療の際は、タンパク質とビタミンB群をしっかり補って、つくる方を多くしましょう。

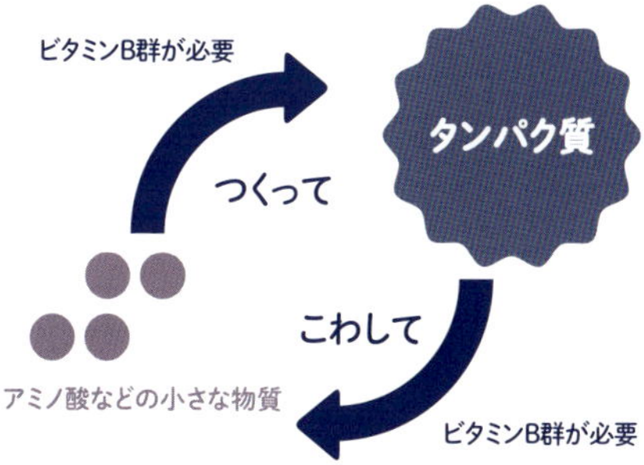

タンパク質が不足すると?

タンパク質がつくるものは	不足すると？
神経伝達物質	セロトニンなどがスムーズにつくれない
酵素	代謝、情報伝達、消化力が低下する
フェリチン	鉄を貯蔵できない
ヘモグロビン	血液で酸素を運べず、 全身の細胞がエネルギー不足になる
アルブミン	薬、ホルモン、脂肪酸などを血液で運べない
コラーゲン	皮膚や血管壁、腱、骨が弱くなる
ケラチン	髪が細くなる・減る、爪がもろくなる
筋肉	基礎代謝の低下（太りやすい、冷えやすい）、 血糖調節の低下、筋力低下（サルコペニア）、 虚弱（フレイル）

TYPE 2 コレステロール欠乏うつ

CHECK LIST!

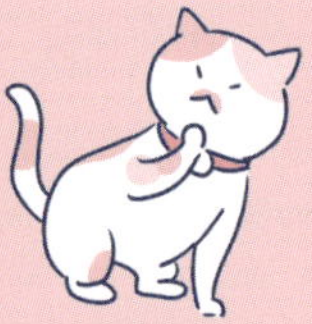

- □ 疲れやすい
- □ 月経不順
- □ 不妊
- □ 湿疹が出やすい、肌荒れ
- □ 下痢をしやすい
- □ 甲状腺機能亢進症
- □ 肝臓が悪い（肝炎、肝硬変）
- □ コレステロールを下げる薬を飲んでいる
- □ タンパク質や脂質をあまりとらない
- □ 食事量が少ない

➡ チェックの数 □ 個

3つ以上は黄色信号！
5つ以上は赤信号！！

タンパク質不足はコレステロール不足に

コレステロールは「リポ（脂質）タンパク」で、脂質＋タンパク質でできています。総コレステロール値が低い人は、200㎎／dlを目指してタンパク質をとりましょう。ストレスと戦うコルチゾールや、性ホルモンの材料でもあり、不足するとうつ状態、性欲低下や生理不順、更年期症状の原因に。また脂質や脂溶性ビタミン（A、D、Eなど）の消化吸収に必要な胆汁酸の材料にもなります。全身の細胞膜の材料でもあり、不足すると溶血（※）の原因に。

コレステロール全量の約3分の1が脳や神経系にあり、脳や神経細胞の情報伝達に不可欠な存在です。

※溶血：赤血球の膜が破けて（膜障害）、中身がもれ出ること。赤血球内の濃度が高い項目が、血液検査で高めに出てしまうので注意。（詳細は P131 に）

コレステロールは少なすぎても危険です！

こんな人はコレステロール欠乏かも？

① **タンパク質をあまり食べていない人**
材料が不足している

② **肝臓の機能が低い人**
コレステロールの合成力が低下している

③ **甲状腺ホルモンが多すぎる人**
肝臓にLDLコレステロール※を回収しすぎてしまう

※ LDL コレステロール：
血管に炎症が起きた時に、駆けつけて炎症を修復するもの。修復が繰り返されると、かさぶたのように盛り上がり、血管が詰まりやすくなるため、悪玉コレステロールといわれているが、悪いのは炎症。火事場に消防士がたくさんいるから、消防士が火事の原因だといわれているようなもの。

コレステロールが不足すると？

コレステロールがつくるものは	不足すると
コルチゾール・性ホルモン	疲れやすいなどのうつ傾向、炎症や低血糖に 性欲減退や月経困難に
ビタミン D	冬の不調の原因に。腸管などの粘膜が 弱くなったり免疫力が低下したり
神経伝達	物忘れ体質に

TYPE 3 鉄欠乏うつ

CHECK LIST!

- □ 爪のアーチが少ない、割れやすい、やわらかい
- □ 硬いものを噛みたくなる（氷、爪、あめ、鉛筆など）
- □ 脚がムズムズする、落ち着きがない、多動
- □ あざができやすい、乾燥肌、髪の毛が抜けやすい
- □ 注意散漫、集中力がない、落ち着きがない
- □ のどの不快感、飲み込みにくい、声が小さい
- □ 頭痛、肩こり、耳鳴り、めまい、胃弱、食欲低下
- □ 冷え性、疲れやすい
- □ 生理前の不調、生理痛がひどい
- □ 出産経験、出血（生理、痔、鼻血、消化管出血）がある

➡ チェックの数 □ 個　3つ以上は黄色信号！ 5つ以上は赤信号！！

貧血がなくても鉄欠乏

　貧血の指標であるヘモグロビンは赤血球内の鉄を反映。酸素を運ぶ赤血球に鉄は優先的に運ばれ、最後まで守られます。貧血まで至らなくても、赤血球以外の鉄が不足すると、さまざまな症状が。女性は生理が始まった時から鉄欠乏。疲れやすい、食が細い、イライラしやすいなどの鉄欠乏の症状を「自分の体質や性格」だと思い、自覚がないことも。

　鉄が足りているかは、ヘモグロビンではなくフェリチン（全身に蓄えられている鉄）を参考に。お金に例えると、ヘモグロビンはお財布の現金で、フェリチンは銀行の預金。お財布にお金があっても銀行に預金がないと家計（カラダ）は火の車です。

女性と子どもは鉄欠乏を疑え！

こんな人は鉄欠乏かも？

① **女性**
生理や出産で出血する
妊娠で胎児に鉄が大量に送られる

② **子ども・胎児**
成長や発達に鉄を必要とする

③ **激しい運動をする人**
筋肉などの体に必要なエネルギーと酸素の量が増える
赤血球が足でつぶれる
汗で鉄が出ていく

鉄が不足すると？

鉄は	不足すると
女性の情動安定ミネラル	脳内ホルモン（セロトニンなど）の生成が低下
エネルギー産生ミネラル	全身のミトコンドリアでのエネルギー産生が低下し、神経を含む全身の細胞の機能が低下
落ち着きミネラル	注意散漫や多動などの ADHD 様症状や足のムズムズ感が

生理のある女性の約9割が鉄欠乏女子“テケジョ”

フェリチンが鉄欠乏の指標

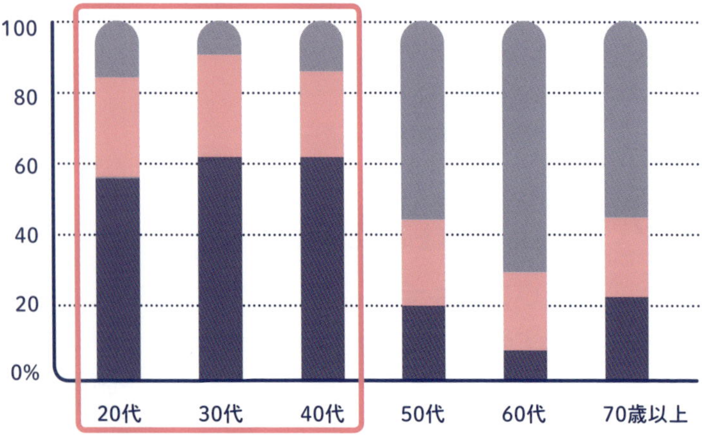

日本人女性の年齢別フェリチン(ng/ml)　　平成20年国民健康・栄養調査報告

■ 50以上(青信号)　■ 25以上50未満(黄色信号)　■ 25未満(赤信号)

子どものためにも、妊娠前にフェリチン50を目指そう！

妊娠・出産時、鉄は非常に重要です。1回の妊娠と出産でフェリチンは約50ng／ml相当が必要といわれています。鉄は胎児の脳などの中枢神経系の発達に欠かせず、知的な遅れ、発達障害、統合失調症の発症に影響が。妊娠中や産後のうつ、早産や流産を防ぐためにも妊娠前から鉄をしっかり補充しましょう。フェリチンは、10、25、50ng／mlを境に症状に大きな変化が見られます。鉄はお肌のコラーゲンや髪と爪のケラチンの材料でもあり、美容にも大切。隠れ鉄欠乏からの脱出で、抜け毛やシミが減る、イライラしやすい性格がストレスに強い穏やかな性格になることも。

貧血のない
鉄欠乏を見抜け!

爪、皮膚、舌、まぶたの裏をチェック!

爪

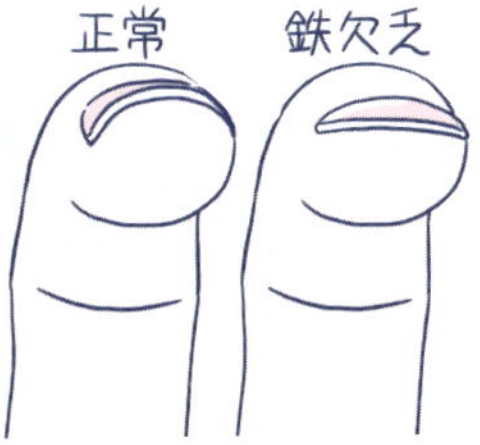

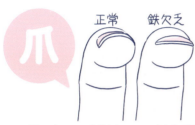

- **形**　丸いアーチが少ない、ぺったんこ、薄い
  - **正常** アーチがある
  - **鉄欠乏** アーチが少ない

※爪の表面に**縦線があれば炎症のサイン**

- **かたさ**　やわらかい、もろい、割れやすい
- **音**　爪切りで爪を切る時にパッチン!と音がしない
- **色**　白っぽい、光沢がない
- **温度**　指先が冷たい

皮膚

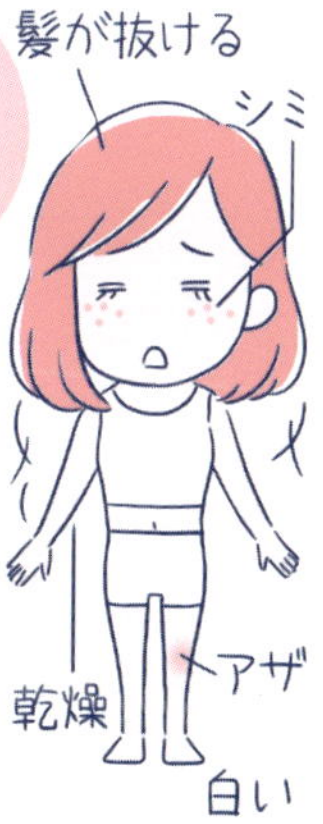

- **あざ、シミ、乾燥、白い**
- **髪が抜ける**

舌

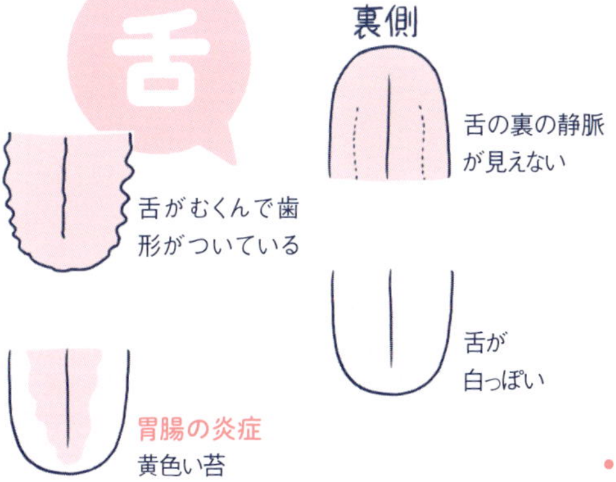

まぶたの裏

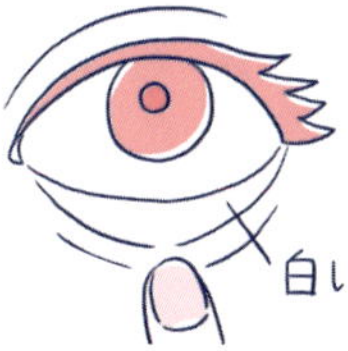

- **下まぶたの裏が白っぽい**

鉄欠乏＝「鉄不足」＋「炎症」

鉄欠乏は鉄不足だけじゃない！

炎症で鉄があっても使えず、鉄欠乏に

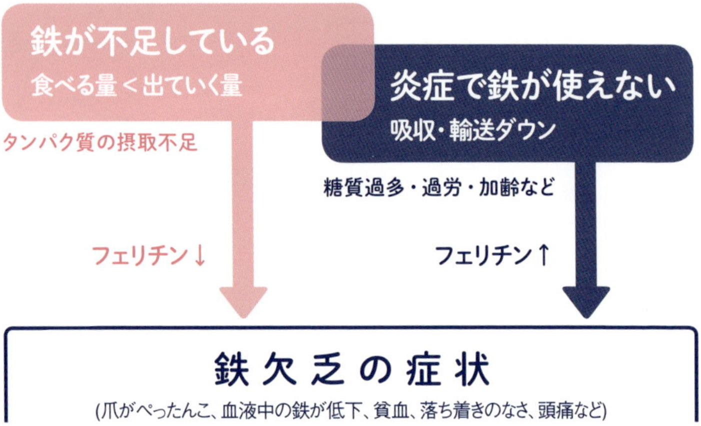

「鉄不足」でも「炎症」でも爪のアーチが少なくなります

鉄欠乏とは、①タンパク質不足で「鉄が足りない」場合と、②糖質過多による脂肪肝、腸内環境の悪化、過労・不眠などのストレスで「体内に炎症があって鉄が使えない」場合があります。いずれにおいても、爪のアーチが少なくなったり、貧血やうつ状態につながったりします。

炎症があると、鉄は腸から吸収されず、腸の悪玉菌やカンジダ（※）のエサとなり、腸内環境が悪くなります。炎症がある時は、原則として鉄のサプリは飲まずに、炎症対策（脂肪肝や腸内環境の改善など）を優先。漢方薬などを活用し、鉄は食事からしっかりとりましょう。

※カンジダ：カビの一種。糖類などをエサに増殖し、腸内環境を悪化させる。（詳細は P86 に）

鉄があっても
炎症で使えない

鉄は細菌のエサ。炎症があると
カラダは鉄を血液中に流しません

炎症※があると、サイレンがなる
「火事です。細菌に感染した可能性あり。血液中に細菌のエサ（鉄）を流さないようにしてください！」

↓

腸 → 鉄を吸収させない

カラダにある鉄の貯金箱（フェリチン）
→ 鉄を血液に出さない

↓

血液中の鉄が減少！

↓

貯金箱（フェリチン）に、鉄がたくさんあるのに使えない

炎症がある時は
鉄剤は飲まないように

血液中に入り込んだ細菌は、鉄をエサに増殖します。カラダは、炎症（小さな火事）が起きると、〝感染〟したと認識し、細菌を増殖させまいと、血液中にエサ（鉄）を流さないようにします。腸管から鉄が吸収されにくくなり、鉄の貯金（フェリチン）も普通預金から定期預金となり、鉄を引き出せなくなります。通帳に100万円あっても、必要な時に引き出せなければないのと同じ。鉄を必要とする組織が鉄欠乏状態となり、鉄欠乏の症状が出ることも。炎症がある時に鉄サプリをとるのは、腸の有害菌にエサをあげているようなもので、さらに炎症体質になります。

※炎症：脂肪肝、内臓脂肪、腸内環境の悪化、ストレス過多など

TYPE 4 亜鉛欠乏うつ

CHECK LIST!

- ☐ 食べ物の味が薄く感じる、嫌な味がする
- ☐ 月経不順（女性）、精力減退（男性）
- ☐ 爪に白いテンテン（斑点）がある
- ☐ 髪の毛が抜けやすい
- ☐ 風邪をひきやすい
- ☐ 下痢、胃弱、食欲低下
- ☐ 乾燥肌などの皮膚症状
- ☐ 虫刺され、傷口が膿みやすい
- ☐ 物忘れ
- ☐ 加工食品やアルコールをとることが多い

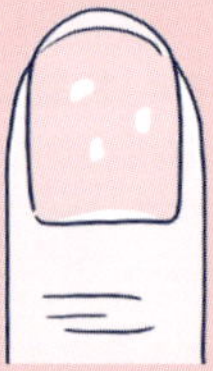

➡ チェックの数 ☐ 個

3つ以上は黄色信号！
5つ以上は赤信号!!

亜鉛は副腎疲労や精力減退の回復ミネラル

亜鉛は、ストレスと戦う副腎や脳内ホルモンの生成、エネルギー産生を妨げる水銀などの有害ミネラルの排出に必要です。不足するとうつ傾向になるので注意しましょう。亜鉛は、舌にある味蕾や腸管などの粘膜、皮膚や赤血球、前立腺や精子、記憶に関係する海馬の神経など、細胞の入れ替わりが早い組織に、たくさん必要です。またアルコール分解酵素の活性、糖代謝、抗酸化、細胞の修復にも関係します。

　鉄のように貯蔵ができず、ストレスや炎症で必要量が増すので、毎日摂取しましょう。味覚障害があったら、まず、亜鉛欠乏を疑いましょう。

老若男女の“元気”に亜鉛

こんな人は亜鉛欠乏かも?

① **成長期の子ども**
細胞分裂に亜鉛が必要となる

② **ストレスや慢性炎症がある人**
糖尿病などの炎症や副腎疲労で亜鉛の需要が増える

③ **高齢者**
亜鉛が多く含まれる筋肉が減る
慢性炎症が多い

亜鉛が不足すると?

亜鉛は	不足すると
性ホルモンミネラル	男性ホルモン・女性ホルモンの生成が低下
記憶ミネラル	記憶や認知機能をつかさどる海馬の機能が低下
解毒ミネラル	水銀などの有害金属のデトックスに支障が

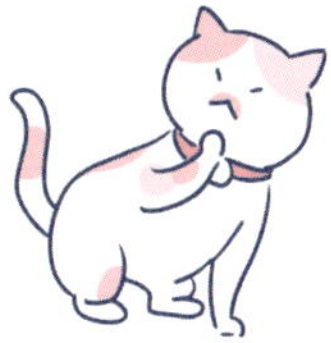

TYPE 5 マグネシウム欠乏うつ

CHECK LIST!

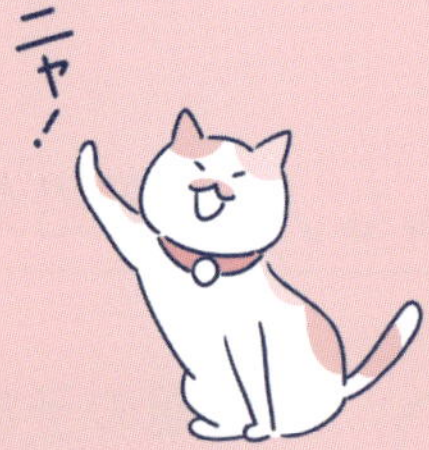

- □ 足がつりやすい
- □ まぶたがピクピクする
- □ 筋力低下、筋肉痛
- □ 頭痛、生理痛
- □ 疲れやすい
- □ 物忘れ
- □ 手足がしびれる、けいれん
- □ 高血圧
- □ アルコールやカフェインをよく飲む
- □ インスタント食品をよく食べる

➡ チェックの数 □ 個　3つ以上は黄色信号！ 5つ以上は赤信号！！

あらゆる代謝酵素をサポート

脳内ホルモンの生成やエネルギー産生にはマグネシウムが必要で、欠乏するとうつ状態に。亜鉛と同様に、300以上の酵素活性に必須なこともその理由として考えられます。

ストレスは、コルチゾールやノルアドレナリンの分泌を促し、マグネシウムや亜鉛を消費します。アルコールやカフェイン、ハム・ソーセージなどの加工食品やドリンクバーのコーヒー抽出に使われるリン酸塩も、マグネシウムや亜鉛不足を引き起こします。ペットボトルに、にがりを数滴入れたり、入浴剤のエプソムソルト（硫酸マグネシウム）をお風呂に入れたり、マグネシウムの入ったスプレーを皮膚にかけたりするのもオススメ。

縁の下の力持ち
マグネシウム

こんな人はマグネシウム欠乏かも?

① **ストレスが多い人**

マグネシウムの必要量が高まる

② **加工食品をよく食べる人**

加工食品に含まれるリン酸塩がマグネシウムとくっつき、
マグネシウムの吸収を低下させ、尿中に排出してしまう

③ **アルコール、カフェインをとる量が多い人**

アルコールは分解酵素にマグネシウムを必要とする
アルコールやカフェインはマグネシウムの吸収を妨げる
糖をとりすぎると尿でマグネシウムが排出される

マグネシウムが不足すると?

マグネシウムは	不足すると
弛緩ミネラル	まぶたのピクピク、こむら返り、肩こり、高血圧に
代謝ミネラル	基礎代謝や新陳代謝の低下
ミトコンドリアミネラル	エネルギー産生の低下

TYPE 6 ビタミンD欠乏うつ

CHECK LIST!

- □ 冬のほうが憂うつ、体調不良
- □ 下痢、便秘、おなかが張る
- □ 風邪、インフルエンザにかかりやすい
- □ 花粉症、歯周病がある
- □ 骨粗しょう症、骨折の経験がある、骨が痛い
- □ 不妊・流産の経験
- □ 外出時は紫外線（UV）カット
- □ 肥満傾向、高齢者
- □ 屋内で過ごすことが多い
- □ 魚をあまり食べない

➡ チェックの数 □ 個

3つ以上は黄色信号！
5つ以上は赤信号！！

免疫調整ビタミンは太陽でつくられる

紫外線が皮膚にあたると、コレステロールからビタミンDが生成されます。そのため、日照時間の短い冬の時期にビタミンDが欠乏し、ココロやカラダの不調を引き起こすことも。ビタミンDをしっかり補うと、気道の粘膜が丈夫になり、花粉症などのアレルギーや、インフルエンザ、風邪のリスクを減らせます。腸の粘膜を丈夫にするとリーキーガット症候群（※）の予防に。卵胞の発育をよくしたり、子宮の粘膜を丈夫にしたりするため、不妊や流産のリスクを減らすことも期待できます。また脳の神経細胞を保護したり増やしたりするため、認知機能にも影響します。

※リーキーガット症候群：腸もれ症候群。腸の壁に小さな穴が開き、腸管が傷つき炎症を起こして、本来の機能が低下している状態。（詳細はP82に）

冬の不調は
ビタミンDを疑え！

こんな人はビタミンD不足かも？

① **コレステロール不足**

ビタミンDの材料が不足する

② **過度の紫外線カット・外にあまり出ない**

紫外線に当たらないため、皮膚でビタミンDがつくられない

③ **高齢者・肥満の人**

高齢者は皮膚での合成が低下している
肥満だとビタミンDが脂肪に吸収されてしまう

ビタミンDが不足すると？

ビタミンDは	不足すると
抗菌ビタミン	風邪やインフルエンザにかかりやすい
免疫ビタミン	花粉症、アレルギー体質に
妊娠ビタミン	不妊・流産のリスクに

現代人はミネラル不足

見た目が華やかでも栄養が不足していることがあります

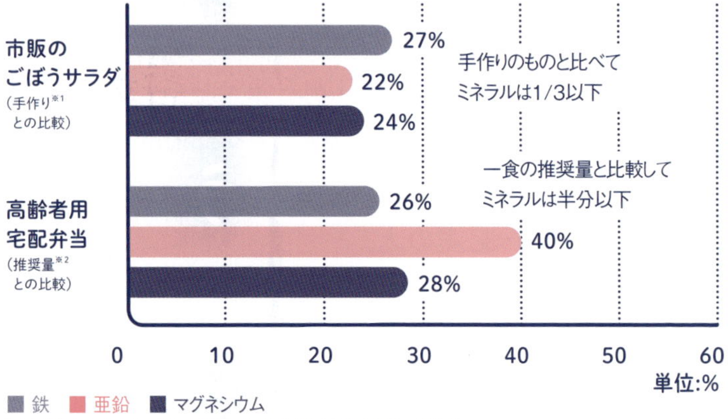

『心身を害するミネラル不足』、NPO 法人食品と暮らしの安全基金 一部改変

ストレスや加工食品でミネラル不足に

ストレスがあるとミネラルの需要が増します。ミネラルがないと、ビタミンも酵素もうまく働きません。ですが現代人はミネラル不足。農薬や化学肥料による土壌のミネラル不足に加え、加工食品や外食で大量に使われている水煮は、加工の段階で水にミネラルが溶け出し、ミネラルが半分以下になっていることも。

また食品添加物のリン酸塩はミネラルの吸収を低下させます。リン酸塩は、パンのイーストフード、コンビニのおにぎりやサンドイッチのpH調整剤、ハムやソーセージの結着剤、プロセスチーズの乳化剤など、多岐に使われています。

※1 手作りとの比較：手作り品を基準にした食品成分表の数値との比較。計算値と実測値には開きがあることも。
※2 推奨量：不足のリスクがほとんどない量。

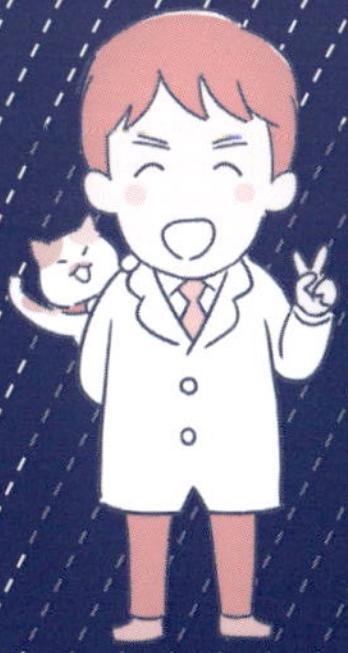

PART 4

腸をよくして「栄養型うつ」回復に役立てよう

私たちのカラダは
食べて消化吸収されたもので
できています。腸を理解して
根本的な体質改善を目指しましょう！

栄養型うつは 腸をよくすると早くよくなる

腸をよくすると

腸をよくして、栄養の吸収力・合成力をアップさせましょう

栄養素や薬の吸収がよくなる

食事も無駄なく吸収でき、薬もサプリも必要最低限にできる

ビタミンB群などの合成力がアップする

腸が健康であれば、腸内細菌がビタミンB群やビタミンKなどをつくる

血糖値が安定する

腸の状態がよければ、インスリンの分泌を促すホルモンや、食欲を抑えるホルモンが、腸から適切に分泌され、血糖値が安定しやすくなる。
また、糖質の吸収速度も穏やかになり、血糖値の乱高下がしにくくなる

腸や脳の炎症を防げる

未消化物や有害物が腸から吸収されないため、アレルギーが予防できたり、炎症物質が脳に入るのを防いだりできる

鉄の吸収がよくなる

腸の炎症がなくなると、鉄の吸収率が上がる

腸チェックで問題がなくても、
便チェックで問題がある人は、
食事を中心に生活習慣を見直してみましょう。

CHECK LIST! 腸

- □ 湿疹などの皮膚症状が出やすい
- □ 便のにおいが強い、おなかが張る感じ
- □ ストレスが多く、疲れがとれない
- □ 食品のアレルギーや過敏症がある
- □ 制酸剤、抗生物質、解熱鎮痛剤をよく使う
- □ アルコールを飲む量が多い
- □ 加工食品、添加物（保存料など）をよくとる
- □ パンなどの小麦製品、お菓子、ジュース/清涼飲料水をよくとる
- □ 食物繊維（野菜、きのこ、海藻）をあまり食べない
- □ 早食いの傾向がある

→ □ 個　3つ以上は黄色信号！ 5つ以上は赤信号！！

CHECK LIST! 便

- □ 1日1～2回
- □ 1日にバナナ2本分の量
- □ 色が黄褐色
- □ ほどよい硬さ
- □ あまりくさくない
- □ 血が混じっていない
- □ 水に浮く
- □ 強くいきまない
- □ 残便感がない
- □ 拭いた紙があまり汚れない

→ □ 個　5～6個は黄色信号！ 4つ以下は赤信号！！

腸内細菌は多様性が大切

いろいろな菌がさまざまなものをつくり
バランスをとっています

多様性を妨げる可能性があるもの

- 抗生剤
- 添加物（保存料など）
- 水銀
- 制酸剤（胃薬）
- 食物繊維の摂取不足
- DHAやEPAの摂取不足
- 人工甘味料（スクラロースなど）
- アルコールのとりすぎ
- 栄養不足
- ストレスや過労

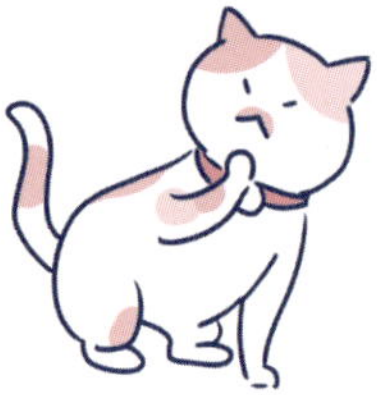

菌の種類は多いほどいい

腸には乳酸菌やビフィズス菌などの善玉菌、大腸菌やウェルシュ菌などの悪玉菌、そして優勢な方に味方する日和見菌（ひよりみきん）がいます。どの菌もバランスをとりながら、役割を果たしています。悪だと思われている悪玉菌も、適量だとカラダの調整に役立ちます。大切なのは「菌の多様性」。私たちは多くの菌と「共生」しています。人のカラダには、1.5kg、500～1000種類以上の菌がいると言われています。それらの菌がさまざまな代謝物をつくることで、免疫を活性化させたり、ビタミンを合成したりします。免疫細胞の何と7割が腸に集中。多様性があると、「便のかさ」も多いです。

腸管は口から始まる

腸をよくするためには まずは、口の中をきれいに

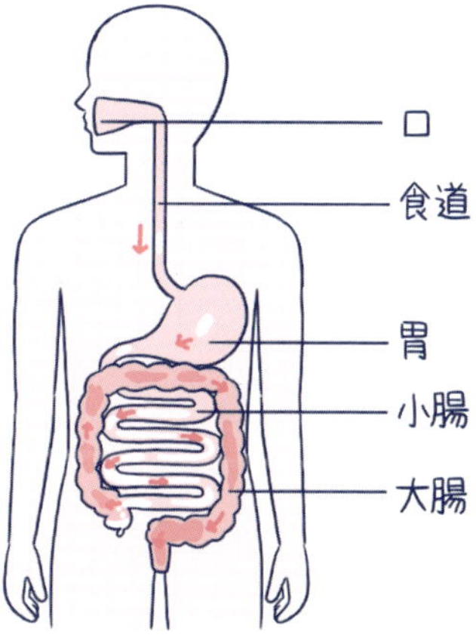

口腔ケアが大切！ よく噛もう！

腸をよくするには、まずは歯みがきなどの口腔ケアが大切です。口の中には約７００種類の細菌が住んでいます。口の中に有害菌が多すぎると、流れ込んだ菌が胃酸で殺しきれず、腸内環境が悪くなります。

虫歯や歯周病などの口腔感染症は、歯の表面に細菌が集まったプラーク（歯垢）が原因で、口腔内の炎症につながります。そして、一部の歯周病菌は、歯肉から簡単に血管内に入り、全身に毒素（炎症物質）をばらまきます。また、よく噛まないと、未消化のタンパク質が炎症の原因となり、腸内環境を悪化させて、栄養の吸収が悪くなります。

精神に影響する腸の炎症
リーキーガット症候群

腸粘膜の機能が低下すると
適切な吸収ができなくなります

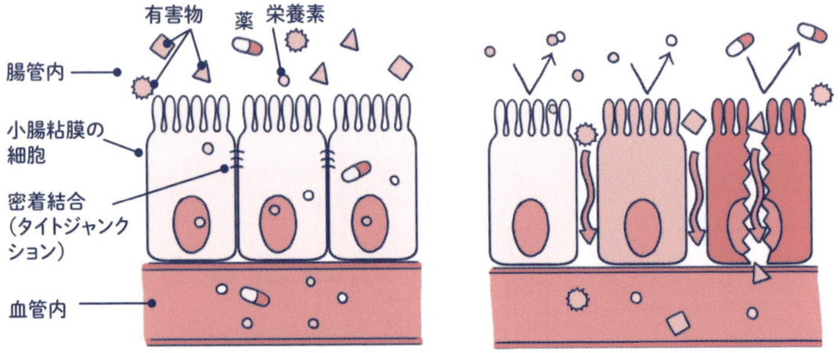

健康な腸

吸収するべき栄養素や薬がきちんと吸収されて、吸収されるべきでないものは吸収されない

リーキーガットの腸

吸収するべき栄養素や薬が吸収されず、吸収されるべきでないものが吸収されてしまう

リーキーガットは腸粘膜の炎症を伴う

リーキーガット（腸もれ）とは、Leaky（もれている）Gut（腸）という意味です。抗生剤や小麦のグルテン、ビタミンD欠乏などで、小腸粘膜の上皮細胞をつなぐ結合部分が緩くなり、「腸のバリヤー機能」が低下。分子量の大きな未消化のタンパク質や、カビ・ウイルスなどの有害な病原体、重金属、有毒化学物質などが体内に吸収されてしまいます。

次第に、これらの有害物質を解毒する肝臓にも負担がかかり、脳にも影響が及びます。一方、炎症で腸粘膜の機能が低下すると、栄養や薬など、本来吸収されるべきものが吸収されにくくなります。

リーキーガットは血糖調節障害や慢性炎症に

腸には「食べすぎ」や「高血糖」を防ぐ細胞があります

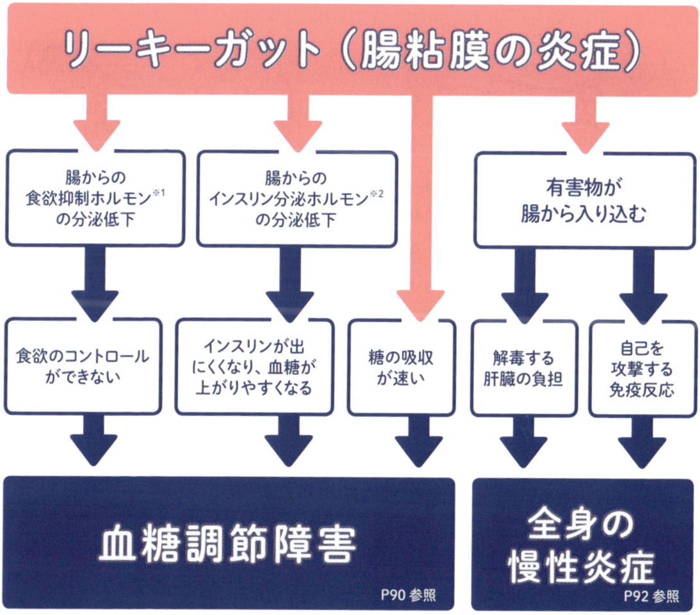

※1 食欲抑制ホルモン：ペプチドYY
※2 インスリン分泌ホルモン：GLP-1

腸を整えて血糖と炎症をコントロール

腸が悪くなると、腸の細胞から分泌されるホルモンが低下したり、腸からの糖の吸収が速くなったりして、「血糖調節障害」の原因に。また、有害物が腸から入ると、肝臓に負担がかかり、解毒力が低下したり、免疫が暴走したりして、全身に「炎症」が飛び火します。

リーキーガットの原因❶

SIBO（シーボ）

SIBOとは 小腸内での細菌の異常増殖

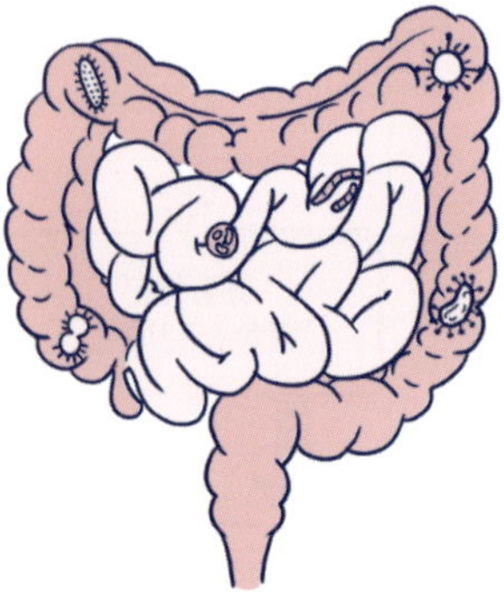

健康な小腸

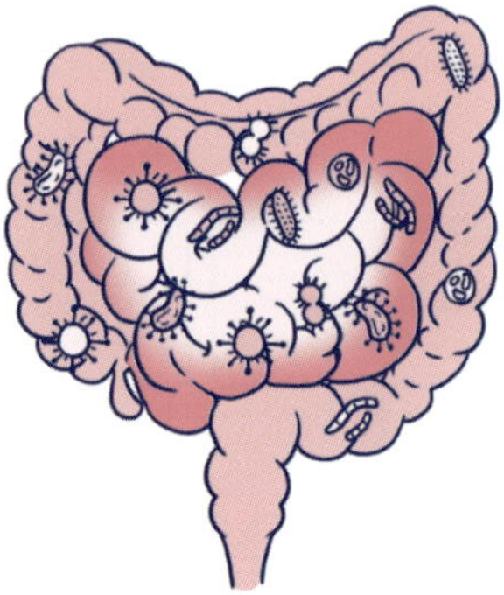

細菌が繁殖した小腸

細い小腸の管（くだ）がガスで引き伸ばされて傷つく

細菌が栄養を奪うため、栄養を吸収する小腸に、本来、細菌はあまりいません。小腸内での細菌の異常繁殖の原因は、①胃酸などの消化酵素が少ない（殺菌力の低下）、②腸の動きが悪い（小腸に菌が停滞）、③大腸に菌が多すぎる（菌が小腸へ）など。

細菌は発酵しやすい炭水化物をエサにガスを出し、細い小腸を何度も風船のようにふくらませて腸の粘膜を傷つけ、リーキーガットの原因に。

症状は、おなかの張り、腹痛、便秘や下痢、ゲップなど。SIBOの人は小麦やオリゴ糖・乳糖・果糖などが豊富な食材（納豆・ヨーグルト・牛乳など）を避けましょう。

リーキーガットの原因 ❷

グルテン・カゼイン

試しに2週間、小麦や乳製品を完全にとらない生活をしてみましょう

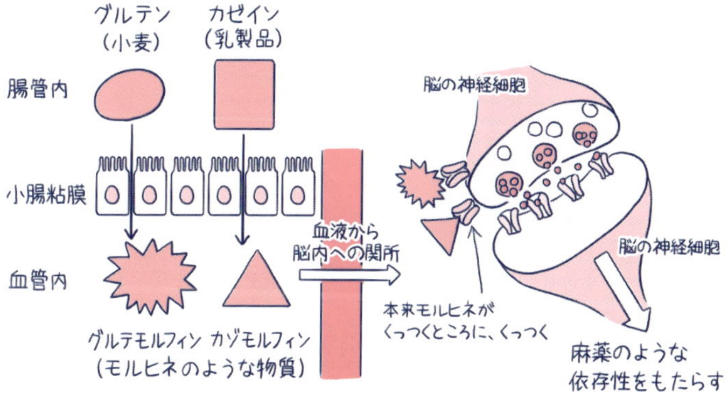

麻薬のような作用がある グルテン・カゼイン

グルテンは小麦、カゼインは乳製品に含まれるタンパク質。これらはモルヒネのような物質となり、血液から脳に入り、麻薬のような依存性をもたらします。また食べたいと思わせ、食べないとイライラなどの症状が。グルテンやカゼインは腸管に炎症を起こし、脳に霧がかかる、憂うつ、イライラ、注意散漫、多動などの精神症状や、皮膚症状、便秘や下痢、頭痛、疲労などを引き起こすことも。2週間しっかりと抜いて、症状が一部でも改善したら、それらを控える生活をしましょう。控えると統合失調症や躁うつ病、発達障害の症状が緩和する人がいます。

リーキーガットの原因❸

カンジダ

お風呂のカビのようなカンジダは根を張り小腸粘膜を傷つけます

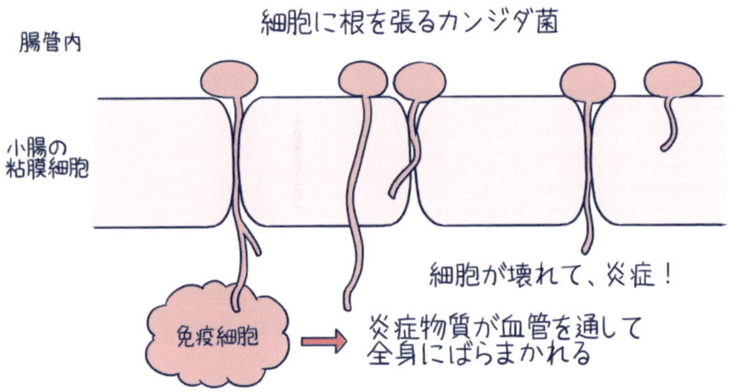

カンジダは甘いものが大好物

カンジダは、口の中や腸の中、性器などに潜んでいて、通常は丸い酵母（イースト）型で無害です。腸内環境が悪化すると、糸状のカビにも変身できる真菌。糸状のカンジダ（悪玉）は、腸の粘膜に根を張り穴をあけて、リーキーガットの原因に。

砂糖やアルコールのとりすぎ、抗生物質、免疫力の低下、ストレス、寝不足、便秘、高血糖などによって異常増殖します。ミトコンドリアでのエネルギー産生も低下させるため、エネルギー不足になり、倦怠感、集中力や記憶力の低下などのうつ状態の原因に。甘いものが無性に欲しくなったりしますが、甘いものはカンジダのエサになります。

リーキーガットの原因 ❹

水銀

水銀はカンジダの増殖とうつの原因に

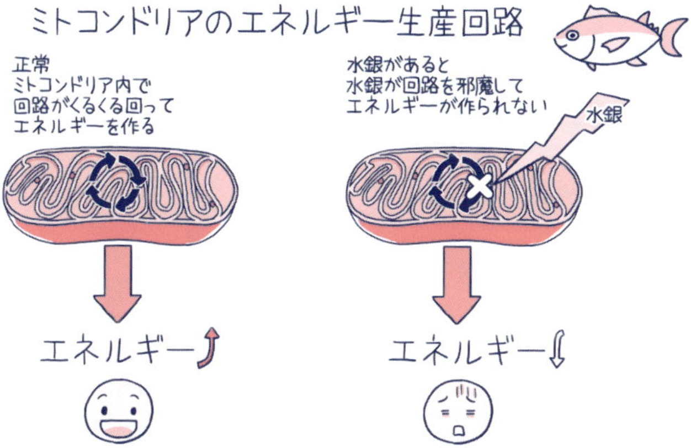

ミトコンドリアのエネルギー生産回路
正常
ミトコンドリア内で
回路がくるくる回って
エネルギーを作る
水銀があると
水銀が回路を邪魔して
エネルギーが作られない
水銀
エネルギー
エネルギー

水銀の殺菌力で腸内環境悪化 水銀過剰は脳にも影響

カンジダの増殖は善玉菌で抑えられています。殺菌力のある水銀は、善玉菌を減らし、カンジダが増え、その結果リーキーガットに。また、水銀は、ミトコンドリアでのエネルギー産生をブロックします。全身の細胞の機能を落とすため、小腸での細胞の修復が低下することも、リーキーガットに影響します。水銀が体内に入る原因は、アマルガム（銀色の歯の詰め物）、農薬、防腐剤、大型魚（まぐろ・かじきなど）。亜鉛や薬のチオラは、水銀を体外に排泄させます。水銀は脳内に入り、神経細胞を傷つけ、憂うつやイライラ、記憶力低下などの原因となります。

COLUMN

有害ミネラルのデトックス

どのミネラルで解毒すればいいかは元素の周期表をみてみましょう

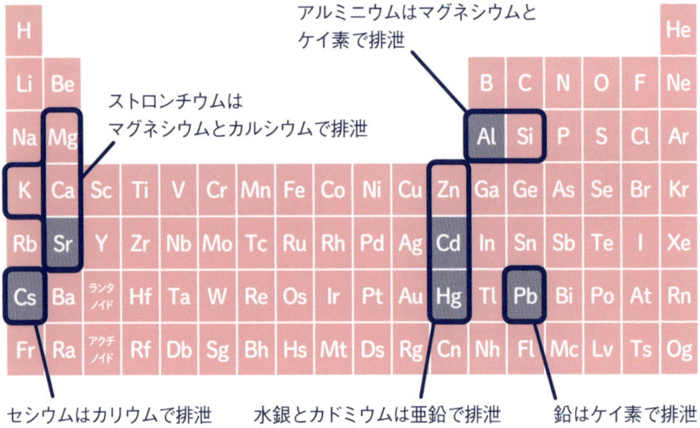

周期表でデトックス（解毒）ミネラルがわかる

元素周期表の縦や横の元素は性質が似ているので、置き換えられてしまいます。例えば、亜鉛を必要とする酵素に、縦の列にあるカドミウムや水銀が代わりに入り込むと、その酵素の働きが失われて、ココロやカラダの不調の一因となります。

そのため、カドミウムや水銀のデトックスには、亜鉛をとると効果的。また、放射性物質であるセシウムやストロンチウムは、それぞれ縦の列にあるカリウムやカルシウム、マグネシウムで、鉛はケイ素で、アルミニウムは、同じ行にあるマグネシウムやケイ素でデトックス。「汗をかくこと」もデトックスになります。

リーキーガットが原因で
遅延型フードアレルギーに

よく食べる物が
遅延型フードアレルギーの原因かも

	即時型フードアレルギー	遅延型フードアレルギー
症状が出るまでの時間	30分以内	数時間〜数日後
症状	ヒスタミンにより、かゆみ・じんましん・鼻水・腫れなど	うつ・慢性疲労・情緒不安定・肌荒れ・頭痛など
原因	わかりやすい	わかりにくい
保険診療	○	×
抗体	IgE	IgG
抗体保持期間	生涯	食べるのをやめると、数カ月で減少
発症年齢	子ども	子ども・大人
アレルゲン	卵、そば、小麦、甲殻類など	好物、毎日食べている物に多い

因果関係がわかりにくいのが遅延型フードアレルギー

リーキーガットの腸からもれ出た毒素や未消化のタンパク質は、血管を通して全身を巡り、さまざまな不調をきたします。遅延型フードアレルギーで反応する食べ物が、即時型アレルギーと同じとは限りません。まずは、2週間ほど、可能性のある食材を食べないようにして、体調の変化を観察してみてください。毎日のように食べている食材が原因であることが多いです。食材はなるべく「ローテーション」で、1週間のうち食べない日を1〜2日つくりましょう。

検査結果で、遅延型フードアレルギーの食材が多いほど、リーキーガットが進んでいる可能性があります。

リーキーガットになると 1

血糖調節障害

CHECK LIST!

- □ 夕方に眠くなる、集中力が低下する
- □ おなかの調子が悪い
- □ 甘い物（お菓子、清涼飲料水など）をよくとる
- □ パンなどの小麦製品をよく食べる
- □ 夕方になるとコーヒーや甘いものが欲しくなる
- □ 頭痛や動悸が甘いもので改善する
- □ 甘い物を食べるとホッとする
- □ 食後はゆっくりくつろぐ
- □ 運動習慣がない
- □ 筋肉が少ない

➡ チェックの数 □ 個

3つ以上は黄色信号！
5つ以上は赤信号！！

高血糖・低血糖を防げ！

夕方は低血糖を回復してくれるコルチゾールも低下しやすいので、低血糖になりやすいです。イライラ、動悸、ふるえ、頭痛などの症状が、カフェインや甘い物で改善する場合は、低血糖かもしれません。血糖が急上昇するもので低血糖を回復しても、ジェットコースターのように数時間後にまた低血糖になり、甘い物が無性に欲しくなってしまいます。

糖質をとっても運動をすれば、食後の高血糖は緩和されます。また、筋肉がある方は、高血糖や低血糖になりにくいです。副腎疲労などの低血糖体質の人は、体質が改善するまでは、主食を抜いたりせず、お米を中心に良質の糖質をとりましょう。

血糖の慢性的な乱高下で副腎疲労に

コルチゾールを大切に

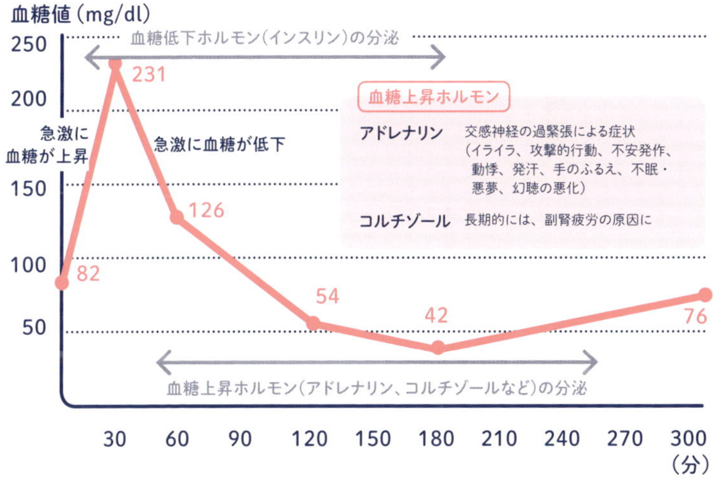

低血糖を回復させる副腎皮質ホルモン（コルチゾール）

血糖が急上昇すると一時的に「幸せホルモン」が分泌されますが、長続きはしません。高血糖を防ぐために血糖を下げるインスリンが出すぎると、血糖はジェットコースターのように急降下。脳が急にエネルギー不足となり、集中力の低下や倦怠感、眠気を引き起こします。次に低血糖を避けるために、アドレナリンが分泌され、交感神経が緊張して、イライラや不眠などの症状が出ます。そして低血糖になるたびに、副腎からコルチゾールが分泌され、慢性的に続くと次第に副腎も疲れてコルチゾールの分泌も悪くなり（副腎疲労）、うつ状態につながることがあります。

慢性炎症

CHECK LIST!

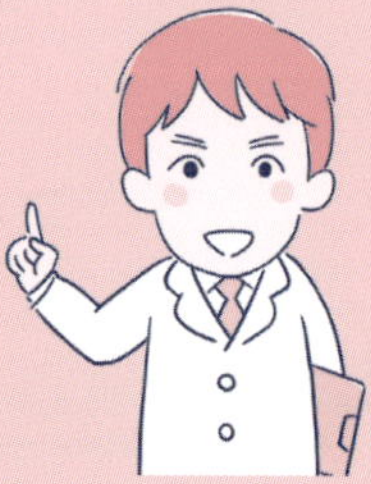

- □ 歯周病、むし歯、咽頭炎
- □ 糖尿病、膠原病
- □ 微熱が続いている
- □ 皮膚に赤み、かゆみ
- □ 体のどこかが痛い
- □ 肥満、脂肪肝
- □ 過労、夜ふかし、ストレスが多い
- □ 運動不足
- □ アルコールをよく飲む
- □ 甘い物（お菓子、清涼飲料水など）や、パンなどの小麦製品をよく食べる

➡ チェックの数 □ 個

3つ以上は黄色信号！
5つ以上は赤信号！！

慢性炎症はカラダの火事

熱もなく痛くもかゆくもなくても、糖質過多やストレスなどによる慢性炎症（小さな火事）がカラダの中でくすぶっていることがあります。慢性炎症は、さまざまな理由でうつ状態につながる可能性があります。炎症があると、一部の栄養素は必要量が増したり、セロトニンの生成が抑えられたり、神経毒が増えたりします。

また、ミトコンドリアの機能が低下してエネルギーの産生効率が落ちます。インスリンの効きは悪くなり、血糖コントロールにも影響が。さらに、火事を消すためにコルチゾールが慢性的に分泌され、副腎にも負担がかかり、次第に副腎疲労による慢性疲労・うつ状態になります。

慢性炎症が「うつ」につながる

炎症でタンパクの需要が増したり
鉄が吸収できなかったりします

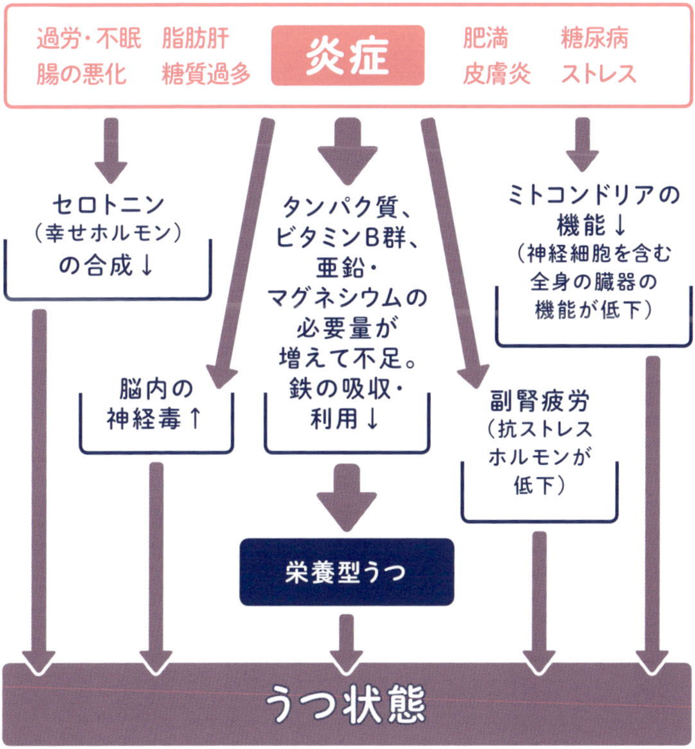

慢性炎症（小さな火事）にはさまざまな原因があり、うつ状態につながる理由にはいくつかの仮説があります。まずは炎症になりやすい食事や生活習慣を改めましょう。
酸化（ストレス＝活性酸素）や糖化（タンパクと糖が結合）も炎症の原因になります。

リーキーガットになると 3

副腎疲労

CHECK LIST!

- ☐ 朝起きられない
- ☐ とても疲れやすい
- ☐ 花粉症、アレルギーがある
- ☐ ストレス、過労、寝不足が続いている
- ☐ 甘いものや塩辛いものが欲しい
- ☐ 物忘れが多い
- ☐ 性欲低下
- ☐ 午後３～４時にぼんやりしてしまう
- ☐ 夕食後からようやく元気になる
- ☐ カフェインや甘い物（お菓子、清涼飲料水など）をよくとる

➡ チェックの数 ☐ 個

3つ以上は黄色信号！
5つ以上は赤信号！！

疲れがとれない副腎疲労

　副腎が疲れて、抗ストレスホルモン（コルチゾール）の分泌が低下すると、うつや慢性疲労に。朝から気分が晴れず元気が出ません。ストレスに弱くなり、低血糖で甘い物やコーヒーがやめられなかったり、アトピーなどの炎症体質になったりします。

　その原因は、長期のストレスや寝不足、血糖の乱高下、コレステロール欠乏など。また、副腎が疲れて、アルドステロンの分泌が低下すると塩分が欲しくなり、ポテトチップスなどが食べたくなるかも。まずは、よく寝て休息を。カフェインをやめ、ビタミンCをこまめにとり、ビタミンB群とタンパク、亜鉛、マグネシウムをしっかりとりましょう。

うつ状態を悪化させる生活習慣

腸管を整え副腎ケアを。酸化・炎症・糖化対策も大切

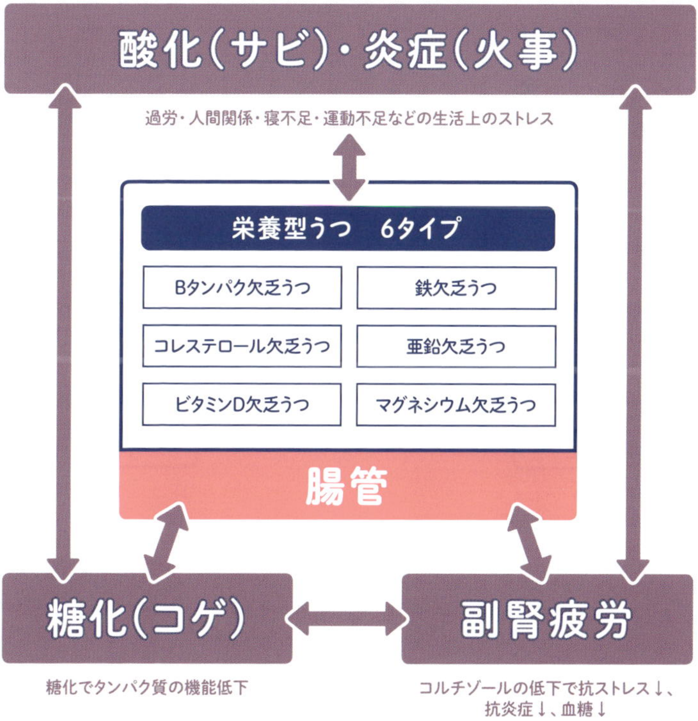

ストレスが多いと活性酸素が出て、酸化や炎症につながります。糖質過多の生活は、熱によって体内でタンパク質と糖がくっつく「糖化」の原因となり、タンパク質の機能を低下させ、カラダへのストレスを増やします。酸化・炎症・糖化、副腎疲労も、いろいろな栄養素の必要量を増加させます。これらは、栄養型うつを含めたうつ状態の回復を妨げるものです。

腸の悪化はうつにつながる

腸の炎症は脳の炎症へ

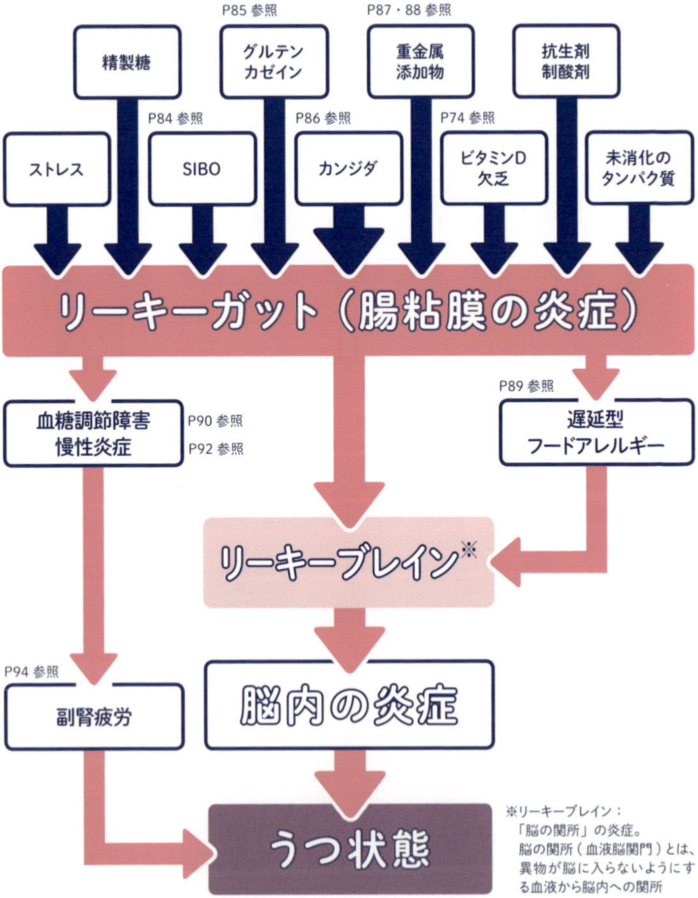

※リーキーブレイン：
「脳の関所」の炎症。
脳の関所（血液脳関門）とは、異物が脳に入らないようにする血液から脳内への関所

腸の関所が壊れると、脳の関所や脳にも影響が

さまざまな原因で腸が悪くなり、リーキーガットになると、消化しきれなかったタンパク質などの有害物が、腸管から血管内に入り、腸から全身に炎症を促す物質がばらまかれます。カラダを守るはずの免疫は、それらの有害物だけではなく、カラダを構成するタンパク質も攻撃し、体中に炎症を引き起こします。

血液から脳内への関所(血液脳関門)も炎症を引き起こし、本来入らないものが、脳内に入ります（リーキーブレイン）。その結果、脳内の神経に炎症が起き、セロトニンの合成が抑えられたり、神経毒が増えたりして、うつ状態や神経過敏の原因となることがあります。

統合失調症や躁うつ病では腸にカンジダが多い

「カンジダの異常繁殖」はリーキーガット(腸もれ)の主な原因となります。カンジダの検査を男性の統合失調症[※1]と躁うつ病[※2]の人に行ったところ、健康な人と比べて、カンジダの感染が高い傾向がみられました。また、カンジダが異常繁殖している統合失調症の人は、妄想やおかしな行動が増えたり、感情の豊かさや注意力が減ったりするとの報告があります。

腸が悪いことで、栄養や薬の腸からの吸収率が低下したり、精神症状が悪化したりしている可能性が考えられます。まずは、カンジダ対策をはじめ、早食い・糖質過多を改める、歯科治療を行うなど腸をよくすることを考えましょう。

※1 統合失調症：幻聴や妄想がある病気
※2 躁うつ病：気分が高まる時期と、うつの時期を繰り返す病気

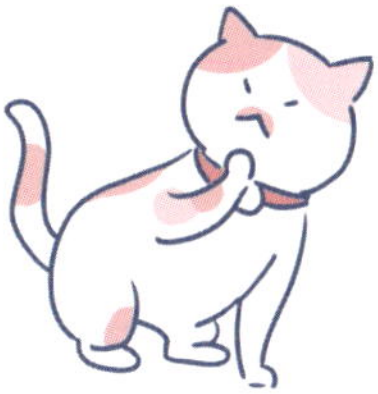

COLUMN

腸が悪そうな人には腸を介さない治療を

腸からの吸収率は人によってかなり異なります

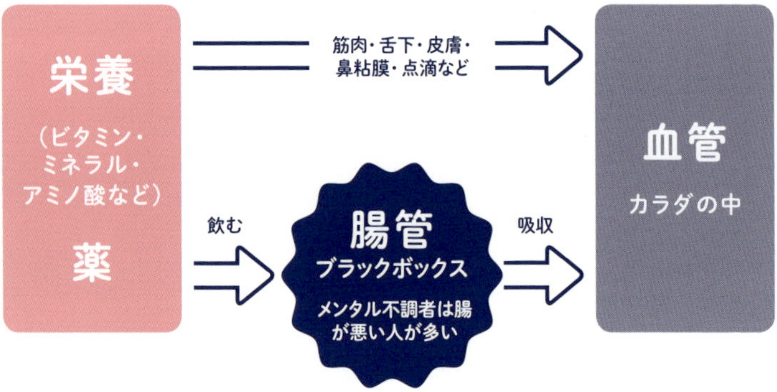

メンタル不調者は腸が悪い人が多い

腸が悪い人は、筋肉・舌下・皮膚・鼻粘膜・点滴などの「腸管を通らない経路」で薬を体内に投与すると、①副作用が減る、②血中濃度が安定する、③必要最小限の量で効果が発揮できる、④減薬できることがあります。腸は「ブラックボックス」。人により吸収率はかなり異なります。

薬や栄養がどの程度、吸収されているかは、実際のところは血中濃度を測らないとわかりません。毎日薬を飲んでいるのに効果があまりみられない時は、腸が悪い可能性もあるので、薬を安易に増やすのではなく、投与経路を変えてみるといいかもしれません。

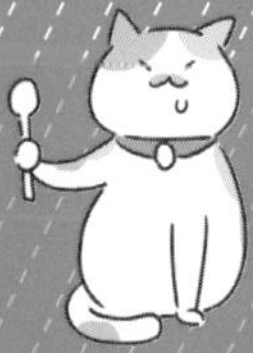

PART 5

「栄養型うつ」は食べて治す

「メンタルヘルスは食事から」

タンパク質、ビタミン、ミネラルを

しっかりとろう！

腸をよくするのも大切。

栄養型うつに効く食事

「何を食べるか」「何を食べないか」

基本の3本柱

栄養素の充足

肉・魚・卵などの
タンパク質をしっかり食べましょう

1. タンパク質
2. ビタミン：B 群、D など
3. ミネラル：鉄、亜鉛、マグネシウムなど

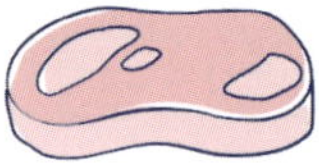
赤身肉

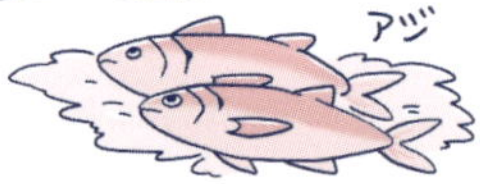
アジ

卵
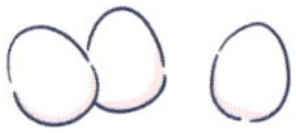

糖質過多の改善

栄養不足・血糖調節障害・腸や脂肪肝などの炎症
を改善しましょう

1. 食べよう!：おかずをしっかり
2. 控えよう!：糖質の高いお菓子、ジュース / 清涼飲料水
（果糖ブドウ糖液糖を含むものなど）、小麦製品 など

炎症の改善

腸をよくすることから始めましょう

1. 食べよう!：オメガ 3 脂肪酸（魚油に含まれる EPA、えごま油、あまに油など）
食物繊維、オリゴ糖、善玉菌（乳酸菌、ビフィズス菌、酪酸菌など）
カンジダ菌対策になる食べ物（にんにくなどの抗菌作用のある食材）

2. 控えよう!：精製糖、小麦製品（グルテン）、乳製品（カゼイン）、アルコール、
カフェイン、添加物、加工品、まぐろなどの大型魚
トランス脂肪酸（マーガリン、ショートニングなど）
オメガ 6 の油（大豆油やコーン油などのサラダ油、市販のドレッシングなど）

食べ方を工夫して、しっかりと栄養を吸収させましょう

食べ方の3原則

楽しく、よく噛んで食べる

少なくとも最初の一口は 30 回噛んで、「噛む意識づけ」をしましょう。食物を細かく砕いたり、唾液や胃酸の分泌を促したり、消化力を高めることにつながります。

タンパク質は毎食2種類以上食べる

タンパク質とそれに含まれるビタミン B 群が、体質改善の基本となる栄養です。動物性を中心に。タンパク質をしっかりとるために、ごはんを食べるなら最後に。

ローテーションでいろいろ食べる

遅延型フードアレルギー※を防いだり、食べ物に含まれる有害物質（水銀、農薬など）のリスクを分散したりすることも考えましょう。

肉・魚・卵をしっかりとろう

栄養型うつは、タンパク質とビタミンB群を中心に、複数の栄養素の不足が関与していることもあります。また、ストレスや炎症があると、タンパク質やB群などの栄養素の必要量も高まるので、肉・魚・卵などをしっかり食べましょう。食べた物が腸から適切に吸収されることが大切なので、消化力や腸内環境も大切です。また、同じ糖質でも「質」を考え、お菓子やパンなどの小麦よりもお米を選びましょう。まぐろなどの大型魚より、小さい魚の方が水銀の汚染は低いです。さらに、遅延型フードアレルギーを防ぐために、カラダによさそうな食べ物も、週に食べない日を1~2日つくりましょう。

※遅延型フードアレルギー：症状が数時間から数日後にあらわれる食物由来のアレルギー。（詳細は P89 に）

主食を急激に減らしてはいけない人はこんな人

主食の適正量は体質を考えて

糖新生力が低く、低血糖になりやすい人

1. 副腎疲労（コルチゾールの分泌低下）　2. 筋肉が少ない（糖新生の材料不足）
3. 甲状腺の機能低下（甲状腺ホルモンの分泌低下）
4. アルコール多飲・肝硬変、腎不全（肝臓や腎臓での糖新生力の低下）
5. ビタミン B_6 やナイアシンの欠乏（糖新生に関わる酵素※が低値）

ミトコンドリアでのエネルギー産生力が弱い人

1. 鉄欠乏　2. ビタミン B 群の欠乏　3. 甲状腺の機能低下

カロリー不足になってしまう人

高齢者など、胃腸が弱く消化力が低い人

その他

1. アスリート（エネルギーの必要量が多いため、備蓄としてのグリコーゲンが必要）
2. 膵炎（高脂肪食で膵液の分泌が増えて膵炎が悪化）

糖新生力・エネルギー産生力・カロリーが不足している人

糖は、脂質やタンパク質（筋肉を含む）などの〝糖以外のもの〟から、肝臓や腎臓でつくり出すことができます。糖を新しく生み出すことを「糖新生」（とうしんせい）といい、糖新生がうまくできないと、低血糖になります。新陳代謝を活発にする甲状腺ホルモンや、ストレスと戦うコルチゾールは、糖新生で血糖を維持してくれます。

また鉄やビタミンB群の欠乏や甲状腺機能低下が原因で、ミトコンドリアでエネルギーをうまくつくり出せない人も注意が必要です。胃腸が弱い人も十分に食べられずカロリー不足になりがちなので注意しましょう。

※糖新生に関わる酵素：AST、LDH

栄養型うつに効く
オススメの調理法

調理法を見直して
摂取する栄養の質を上げましょう

調理法：生・煮る・蒸す

栄養素の流出を防ぐため、炎症の原因となるAGEs（終末糖化産物=タンパク質と糖が加熱されてできた物質）の生成を抑えるため、生・煮る・蒸すを基本にしましょう。

調味料：無添加のものを

原材料をきちんと確認して、なるべく添加物が入っていないものを選びましょう。みそやしょうゆ、酢、みりんも、しっかりと確認して、添加物が入っていない本醸造のものを選びましょう。市販のドレッシングなどは使わずに、オイル、酢、塩などで自家製ドレッシングを。天然の塩や香辛料を活用するのもいいでしょう。

甘味料：本みりん、甘麹・甘酒

素材の天然の甘みを活かしつつ、必要な場合は、砂糖ではなく、本みりんや甘麹・甘酒など、日本古来の発酵甘味料を。使いすぎには注意しましょう。

栄養型うつに効く
消化をよくする工夫

消化をよくして
栄養の吸収率を上げましょう

消化しやすい食べ方

ゆっくりと、よく噛んで食べることが基本です。冷たいものは、一気に飲まないようにしましょう。食事中に水などの水分をとりすぎて、胃酸を薄めないようにすることも大切です。

消化しやすい調理

タンパク質ではなく、アミノ酸でとるというのもひとつの方法です。だし、ボーンブロスには、魚や肉のタンパク質がアミノ酸として溶け出ています。また、ミンチ状の肉を使ったり、食材の分解酵素を活用したりして、塩麹やすりおろし玉ねぎに、肉や魚を漬け込んで柔らかくしたりすることも、消化をサポートします。

消化力アップの食材

“天然の消化剤”大根おろし。胃酸を出しやすくするレモン、酢、梅干し、しょうが、しそ、にんにく、わさび、パセリなど。
酸味のあるもの（酢酸、クエン酸、乳酸、ビタミンＣなど）は、鉄や亜鉛などのミネラルの吸収力をアップさせます。ゆず・レモン・かぼす・すだち・ライムなどの酸味の強い柑橘類、酢、梅干し、トマトなど。

腸内細菌が作る健康成分 短鎖脂肪酸

短鎖脂肪酸は、水溶性食物繊維や
オリゴ糖などからつくられます

腸でつくられる短鎖脂肪酸の効果

1. 大腸の上皮細胞のエネルギー源：酪酸がエネルギーとなる
2. 肥満予防：肥満細胞の肥大化を防ぐ
3. 食欲コントロール：腸管ホルモンを分泌させて食欲を抑える
4. 糖尿病予防：腸管ホルモンを分泌させてインスリンを分泌させる
5. 免疫機能の調整：過剰な免疫反応を抑える免疫細胞を増やす
6. 抗炎症作用：炎症物質を抑える
7. 大腸のバリア機能強化：粘膜物質であるムチンの分泌を促す

腸内細菌が発酵させてつくる

水溶性食物繊維やオリゴ糖などは、消化されにくいので、腸内細菌が多い大腸で腸内細菌のエサになります。腸内細菌は、それらを発酵させて短鎖脂肪酸をつくります。短鎖脂肪酸は大腸から吸収され、大腸の上皮細胞の増殖や粘液の分泌、水やミネラル吸収のためのエネルギーとして利用されます。「短鎖脂肪酸」とは、酢酸、プロピオン酸、酪酸などを指し、大腸を弱酸性にするので、悪玉菌の酵素活性が抑えられて、腸内が健康に保たれます。例えば、酪酸には抗炎症作用があります。なおスーパーなどで売られているオリゴ糖は、糖蜜やシロップで、オリゴ糖の含有量が少ないので注意しましょう。

栄養型うつ「タイプ別」オススメ食材

不足している栄養素を意識して
栄養型うつから回復しましょう

B群+タンパク質

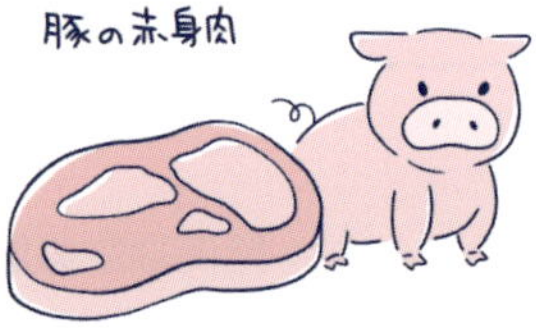

肉（牛、豚、鶏、子羊など）、魚（いわし、あじ、さんま、さばなど）、卵、貝類（カキ、あさり、しじみなど）、大豆／大豆製品（豆腐、納豆など）

鉄

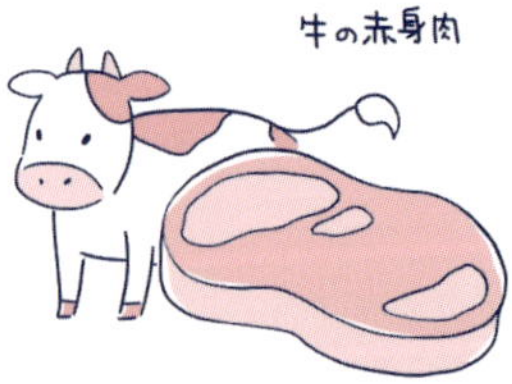

レバー（豚、鶏、牛など）、赤身肉（馬、牛、子羊、豚など）、大豆／大豆製品（豆乳、木綿豆腐、納豆など）、青魚（いわし、さんま、さばなど）、貝類、卵黄、小松菜、春菊

亜鉛

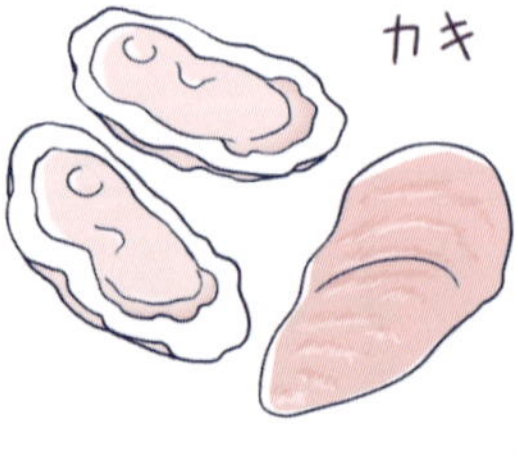

カキ、牛肉、レバー（豚、牛、鶏など）、大豆／大豆製品（納豆など）、ナッツ（カシューナッツ、アーモンド、くるみなど）、卵黄

マグネシウム

大豆／大豆製品（豆腐、納豆など）、海藻（あおさ、わかめなど）、ピュアココア、ナッツ（カシューナッツ、アーモンド、くるみなど）、にがり

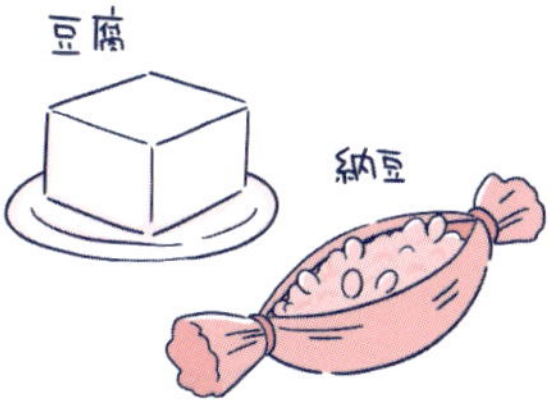

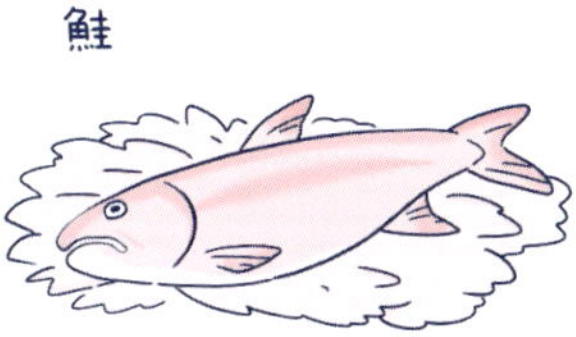

ビタミンD

鮭、青魚（いわし、さんま、あじなど）、かれい（まがれいなど）、うなぎ、きのこ類（干ししいたけ、きくらげなど）、卵

コレステロール

タンパク質：肉、魚、卵など

脂質：魚油（さんま、さば、いわしなど）、オメガ３系植物油（えごま油、あまに油）、オリーブオイル、ココナッツオイル

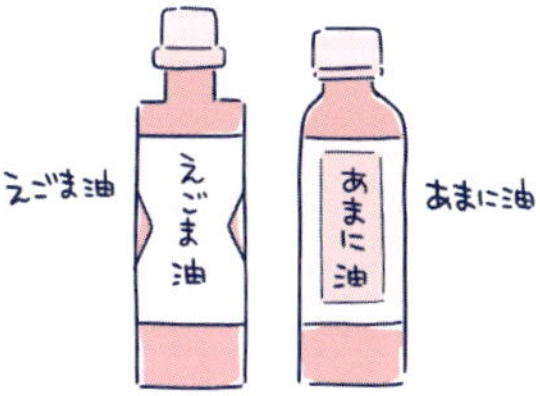

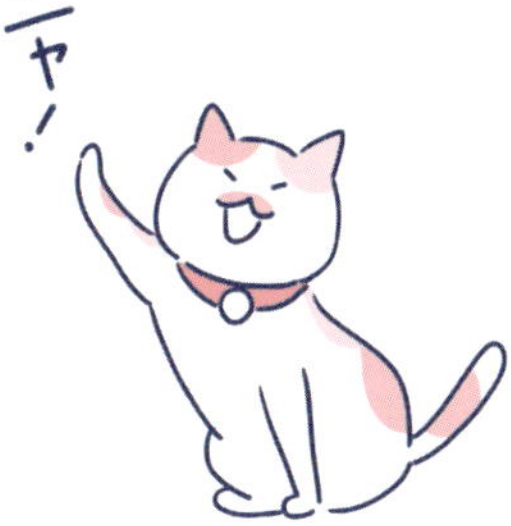

食の安全性について
すべての食材において食の安全性の懸念は尽きることはありません。また、情報もさまざまで明確な回答が困難です。ここでは、あくまでも栄養素の面を重視しての内容です。そのため、安全性については自分の選択基準を見つけ、その中で選択しましょう。

一緒に食べる オススメ食材

腸内環境を整え、炎症を抑える
食材も一緒にとりましょう

食物繊維

水溶性食物繊維

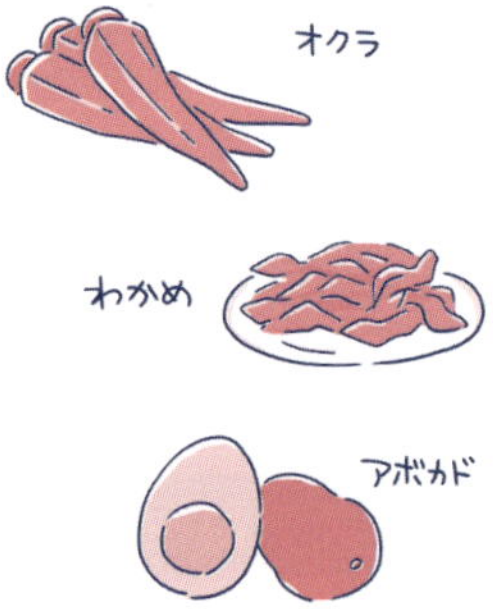

善玉菌のエサ。水に溶け、水分を抱え込んでゲル状に。食べ物の移動を緩やかにさせて、糖質の吸収速度を抑えることで食後高血糖を防ぎます。また、胆汁酸やコレステロールを吸着して体外に排出します。腸内細菌により大腸上皮細胞のエネルギー源となる短鎖脂肪酸に。

・野菜：玉ねぎ、オクラ、モロヘイヤ、ごぼう、春菊など
・海藻：わかめ、めかぶ、もずく、こんぶ、寒天など
・その他：アボカド、なめこなど

不溶性食物繊維

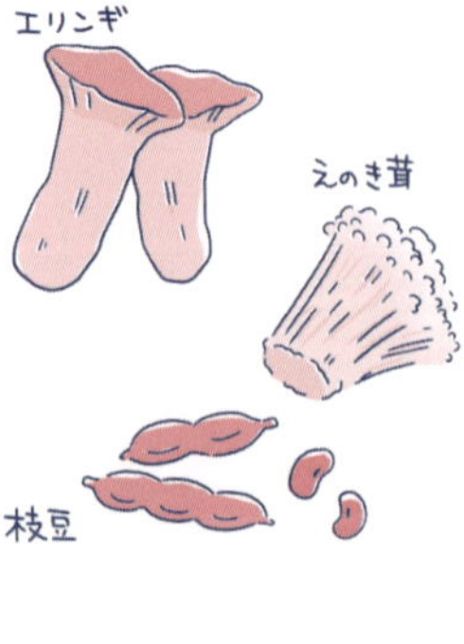

水分を吸収し便の量を増やすことで、腸壁を刺激して、腸のぜん動運動を促します。また、農薬や食品添加物、重金属、化学物質などの有害物を吸着し排泄します。

・きのこ類：エリンギ、えのきだけ、しめじ、マッシュルーム、しいたけなど
・豆類：いんげん豆、ひよこ豆、おから、大豆、枝豆など

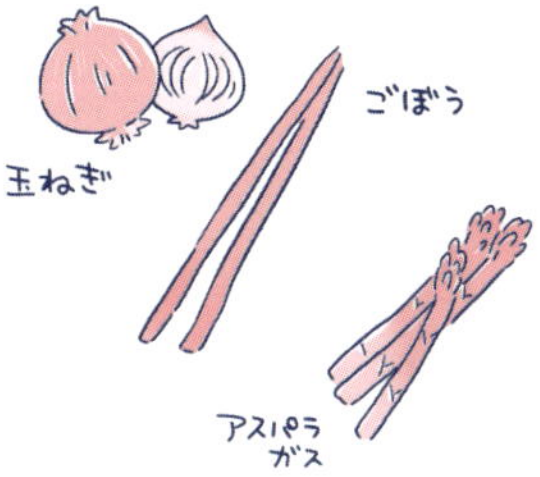

オリゴ糖

善玉菌のエサ。赤ちゃんのビフィズス菌が多いのは、母乳に多く含まれるオリゴ糖のおかげだといわれています。短鎖脂肪酸の材料となります。

・大豆 / 大豆製品（納豆、豆腐、きなこなど)、玉ねぎ、ごぼう、きくいも、アスパラガスなど

抗酸化食材

細胞を傷つける活性酸素を抑える食材は、結果として抗炎症の食材となります。

・緑黄色野菜：パプリカ、ブロッコリー、にんじん、トマト、小松菜など
・ビタミン C：赤・黄ピーマン / パプリカ、ブロッコリー、カリフラワー、芽キャベツ、にがうりなど
・ビタミン E：アーモンド、ヘーゼルナッツ、うなぎ、モロヘイヤ、アボカドなど
・そ の 他 ：鮭、オリーブオイルなど

抗菌食材

カンジダなどの有害菌を減らすために、口腔を含めた腸管の抗菌対策が必要です。

・にんにく、オレガノ、クローブ、シナモン、オリーブの葉、しそ、しょうが、ココナッツ油など

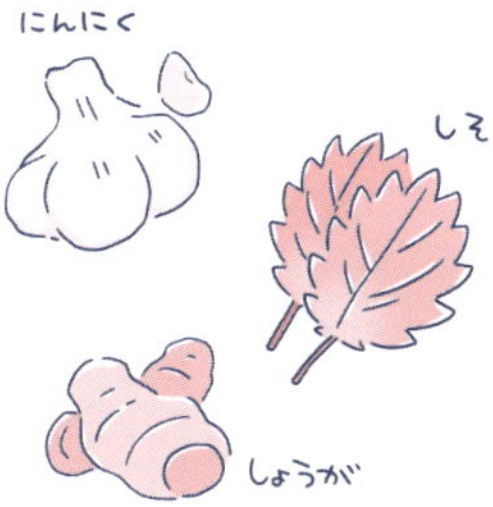

※ SIBOの場合は、納豆やオリゴ糖、にんにくなど、控えた方がいいものがありますので、注意しましょう。

栄養型うつ改善レシピ

具沢山みそ汁

とにかく簡単！短時間！
具沢山みそ汁がイチオシです

オススメレシピで、決まっているのは3つの具材のみ。きのこ、海藻、薬味もオススメのものを書いてありますが、お好みで家にあるものを使いましょう。まずは、大きめのお椀を用意して、たっぷりのおみそ汁をおかずとして食べる習慣を！

基本の材料（2人分）

だし※……水3カップ（600ml）+だし粉（小さじ2）

みそ……大さじ2 ～3程度

にがり……数滴

具材3つ（そのうち2つはタンパク質が理想）

- +きのこ
- +海藻
- +薬味

※だし粉やみその量は、お好みで調整してください。具材からもだしが出ます。だしを多めに入れて、ミネラルを補給するのもオススメ。その際は、みその量を減らしましょう。

マグネシウムの補給にはにがりを

縁の下の力持ちであるマグネシウムは、うつ状態の人には不足しがち。マグネシウムは、にがりで補給しましょう。にがりには、海水のミネラルがイオン化した状態で含まれているので、マグネシウムなどのミネラルが、体内に吸収されやすいです。にがりをお料理に使ったり、飲み物に入れたりするのはもちろん、歯みがき粉の代わりに使うのもオススメです《奥平式》。口の粘膜から、マグネシウムが吸収されます。有害ミネラルが取り除かれたものを選びましょう。

だし粉

材料　こんぶ、かつお節、いりこ、干ししいたけなど、お好みで。

作り方　昆布など大きいものはハサミで切る。材料をミキサーに入れて、粉砕。

保存方法　材料と一緒に袋に入っている乾燥剤や脱酸素剤と一緒に保存瓶に入れて冷蔵庫に。

みそ汁と、そのまま一緒に食べられるだし粉を紹介していますが、きちんとだしをとったり、煮干しやかつお節などをそのまま使ったりしても、もちろん大丈夫。市販の無添加のだしの素パックを使うという方法もあります。中身を出して使う場合は、問題がないかをメーカーに確認しましょう。粗く粉砕されている場合は、パックを開けて使うのはオススメできないようです。だし粉は、お料理に幅広く使えます。

みそ

・無添加のものを選びましょう。原材料を確認して、米みそなら「大豆、米、食塩」だけのものを。
・みそは、発酵や熟成が進むほど、抗酸化物質であるメラノイジンが増えて、黄色から褐色に変化します。濃い色のみそがオススメです。

+αの食材

いろいろと試して、美味しいレシピを見つけてください。

きのこ：しいたけ、まいたけ、しめじ、えのきだけ、なめこ、きくらげ、エリンギ、ひらたけ など
海 藻：わかめ、こんぶ、あおさ、板のり、もずく、めかぶ、糸寒天、がごめこんぶ、海ぶどう、茎わかめなど
薬 味：青ねぎ、白ねぎ、貝割れ大根、みつば、みょうが、七味、しょうが、しそ、穂じそ、ゆず、かぼす、すだち、レモン、大根おろし、からし、わさび、にんにく、山椒、こしょう、花椒、酢、ごまなど
その他：えごま油、あまに油、オリーブオイル など

Bタンパク欠乏うつに効く!
具沢山みそ汁

水溶性のB群もしっかりとれる!

鶏の手羽元と卵のみそ汁

ナイアシン豊富な鶏肉は、骨付き肉を使って
アミノ酸が溶け出すボーンブロスみそ汁に!

材料(2人分)

鶏の手羽元……………………200g
卵…………………………………2個
にら……1/5束(3cm位の長さに切る)
+きのこ:なめこ…1パック
+海藻:もずく…100g
　　　(食べやすい長さに切る)
+薬味:みょうが…2個(斜め千切り)

作り方

1 鍋にだしと鶏の手羽元を入れて15分煮て、その後に、なめこともずくを入れて煮る。
2 具が煮えたら、にらを入れて、卵を落とす。
3 卵白が白くなってきたら、火を止め、みそとにがりを入れて、器によそう。みょうがをのせて、できあがり!

ポイント

1 卵は良質のタンパク質が手軽にとれる食材です。なめこ、もずくは、水溶性の食物繊維が豊富です。
2 なめこは水煮のパックではなく、菌床栽培品の方が栄養価が高いです。もずくは、味付けされていないものを使いましょう。
3 骨付きの肉は煮込んだ方が、骨の栄養成分が溶け出します。骨付きが苦手な方は、鶏ももなどを使っても。

豚肉と納豆のみそ汁

B_1といえば豚肉! B_1の吸収をよくする
アリシンを含む食材も一緒に!

材料(2人分)

豚肉(しゃぶしゃぶ用薄切り)……100g
納豆…………………………1パック
玉ねぎ………………中1個(スライス)
+きのこ:エリンギ…1パック(短冊切り)
+海藻:わかめ…カットわかめ(乾燥状態で2g)
+薬味:にんにく…1/2片(みじん切り)

作り方

1 鍋に、だしと豚肉、玉ねぎ、エリンギ、にんにくを入れ、火にかける。
2 具が煮えたら、わかめ、みそとにがりを入れる。
3 器に納豆を入れておき、みそ汁をかけて、できあがり!

ポイント

1 納豆は、タンパク質がある程度アミノ酸に分解されているので、吸収がよいといわれています。
2 納豆キナーゼの酵素は60度で失活するので、鍋でグツグツ煮るのは避けましょう。
3 にんにく、玉ねぎ、にらなどに含まれるアリシンに結びついたB_1は、吸収がよくなります。

※材料の量に関する表記はおおよその目安です。

鉄欠乏うつに効く！

具沢山みそ汁

鉄を補うだけでなく炎症対策も！

青魚のみそ汁

炎症対策もバッチリ！
鉄もEPAも豊富な青魚をダブルで！

材料(2人分)

さんま・・・・・2尾分(200g位)(刺身でも可)
いわし・・・・・2尾分(200g位)(刺身でも可)
小松菜・・・・1/2束(3cm位の長さに切る)
+きのこ：しめじ…1パック
+海藻：刻みこんぶ…適宜
+薬味：しょうが…1片(千切り)
+薬味：梅干し…2～3個(種をとる)

作り方

1 鍋にだしとさんま、いわし、しめじ、しょうが、梅干しを入れて煮る。
2 具が煮えたら、小松菜を入れ、火を止めて、みそとにがりを入れる。
3 器によそい、刻みこんぶをのせて、できあがり！

ポイント

1 さばいた後の魚は、洗うとうま味が逃げてしまうので、洗わずに使いましょう。
2 しょうがと梅干しは、くさみ消しですが、具として一緒に食べましょう。
3 魚のくさみを消す方法は、ほかに、一度煮立たせた酢や、レモン汁に浸すなどの方法もあります。

牛肉と卵のみそ汁

鉄だけでなく、亜鉛もとれる！
トマトの酸味でミネラルの吸収もアップ！

材料(2人分)

牛肉(しゃぶしゃぶ用などの薄切り)
・・・・・・・・・・・・・200g(食べやすい大きさに)
卵・・・・・・・・・・・・・・・・・・・・・・・・・・・2個
ミニトマト・・・・・・・・・・・・6個(へたをとる)
+きのこ：黒きくらげ… 大3～6枚
(水で戻して、大きければ千切り、小さければそのまま)
+海藻：糸寒天… 20本
+薬味：貝割れ大根…適宜

作り方

1 鍋にだしと牛肉、ミニトマト、黒きくらげを入れて煮る。
2 煮えたら弱火にし、卵を割り入れて、白身が白くなったら火を止めて、みそとにがりを入れる。
3 器によそい、糸寒天、貝割れ大根をのせて、できあがり！

ポイント

1 牛肉が固くなってしまうので、にがりは最後に入れましょう。
2 糸寒天は、高温で煮ると溶けてしまうので、器によそってからのせましょう。
3 卵は静かに割り入れ、少し煮るイメージで、火は弱火のまま、黄身がトロトロで、白身がある程度固まるまで静かに待ちましょう。

亜鉛欠乏うつに効く！
具沢山みそ汁

亜鉛は酸味で吸収率アップ！

牛肉としيしゃものみそ汁

亜鉛と鉄を補うには、牛肉だけではなく、
EPA・DHA が豊富なししゃもも活用しよう！

材料(2人分)

牛肉(しゃぶしゃぶ用などの薄切り)
…………200g(食べやすい大きさに)
ししゃも……………………
4尾(そのままか、食べやすい大きさに切る)
キャベツ ………………… 1/8個
(食べやすい大きさに切る)
+きのこ：ひらたけ…7本 (3cmの短冊切り)
+海藻：あおさ…適宜
+薬味：ごま…適宜 (すっておく)

作り方

1 鍋にだしと牛肉、ししゃも、キャベツ、ひらたけを入れて煮る。
2 具が煮えたら火を止めて、みそとにがりを入れる。
3 器によそい、あおさとごまをのせて、できあがり！

ポイント

1 あまりかき混ぜると、ししゃもが煮崩れしてしまうので注意しましょう。
2 ししゃもは、骨ごと食べられるので、カルシウムもたっぷりとれます。
3 EPAやDHAを損なわない食べ方で、生の次にオススメなのは、汁ごといただくおみそ汁やスープです。

カキと豆腐のみそ汁

亜鉛といえばカキ！
亜鉛の吸収率アップに欠かせない酸味も一緒に

材料(2人分)

カキ ………2パック(240g、約12粒位)
木綿豆腐 …………1丁(さいの目切り)
にんじん…………約1/2本(いちょう切り)
+きのこ：えのきだけ…1/2袋
(食べやすい長さに切る)
+海藻：板のり…1/2枚
(食べやすい大きさにちぎる)
+薬味：白ねぎ…8cm(輪切り)
+薬味：ゆず…1/2個分
(しぼり汁、皮は刻む)

作り方

1 鍋にだしとカキ、豆腐、にんじん、えのきだけ、にがりを入れて煮る。
2 具が煮えたら火を止め、みそとゆずのしぼり汁を入れる。
3 器によそい、板のり、白ねぎ、刻みゆずをのせて、できあがり！

ポイント

1 カキは片栗粉や、大根おろしで洗うと、汚れがとれます。
2 あまり高温でグツグツ煮ると、カキが小さくなってしまうので火加減はほどほどに。
3 ゆずなどビタミンCが豊富な食材を一緒にとって、ミネラルの吸収をアップさせましょう。

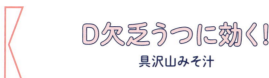

D欠乏うつに効く!

具沢山みそ汁

Dは油と一緒で吸収率アップ!

まがれいときのこのみそ汁

青魚のビタミン D も高いけど、
かれいの中でも D が豊富なのはまがれい!

材料(2人分)

まがれい・・・・・・・・・・・・・・・ 200g(2切れ)
食べる煮干し(または、しらす干し)・・・10g
パプリカ・・・・・赤・黄色各1/2個
(種をとり、色紙切り)
+きのこ:生しいたけ…7枚
(軸をとって千切り)
+きのこ:まいたけ…1パック
(食べやすい大きさに分ける)
+海藻:青のり…適宜
+薬味:みつば…適宜

作り方

1 鍋にだしとかれい、しいたけ、まいたけを入れて煮る。
2 煮えたら、パプリカを入れて火を止め、みそとにがりを入れる。
3 器によそい、青のり、みつば、食べる煮干しをのせて、できあがり!

ポイント

1 スーパーには複数のかれいが置いてありますが、かれいの中では、まがれいがダントツにビタミンDが豊富です。
2 パプリカは抗酸化作用が高い食材です。特に赤色は、ビタミンA、Eが豊富です。
3 きのこは複数一緒に調理をするとうま味が増します。

鮭と干ししいたけのみそ汁

動物性ビタミン D の鮭と、
植物性ビタミン D の干ししいたけを一緒に

材料(2人分)

鮭・・・・・・・100g(食べやすい大きさに切る)
豚肉・・・・200g(食べやすい大きさに切る)
ブロッコリー・・・・・・・100g(小房に分ける)
+きのこ:干ししいたけ…4〜6枚
(小さければそのまま。大きければ水に戻して食べやすい大きさに切る)
+海藻:めかぶ…80g
+薬味:青じそ…4枚(千切り)
+その他:えごま油…小さじ2

作り方

1 鍋にだしと鮭、豚肉、干ししいたけを入れて煮る。
2 ブロッコリーを入れ、煮えたら火を止めて、みそとにがりを入れる。
3 器によそい、めかぶと青じそをのせ、えごま油をかけて、できあがり!

ポイント

1 干ししいたけは日に当てるとビタミンDがアップするので、しいたけは干してから使いましょう。
2 鮭は水銀が少なく、アスタキサンチンという抗酸化物質が豊富で、良質のタンパク質としてもオススメの食材です。
3 ブロッコリーは、抗酸化力の高いスルフォラファンが含まれているスーパーフードです。

栄養型うつ改善レシピ

乳酸発酵野菜&きのこ

腸内環境改善に、簡単に作り置きができる、乳酸発酵野菜＆きのこがオススメです。手作りで添加物もなし。具材を変えて、常に冷蔵庫に入れておくと、乳酸菌いっぱいの食物繊維がさっととれて、とても便利です。おみそ汁の具材としても使えます。

乳酸発酵野菜&きのこの基本の作り方

材料※

野菜やきのこ …………… 100gの場合
・塩 ………………… 小さじ1/2 ～ 1
・水 ………………… 100 ～ 150ml
・にがり ………………… 3 ～ 4滴
・煮干し ………………… 5g
+薬味やハーブ（お好みで）

基本の作り方

1 野菜を食べやすい大きさに切り、固めの野菜は分量の塩で軽く塩もみする。
2 煮沸消毒した瓶に塩とにがり、水(野菜100gに対して100ml)を入れ、振って塩を溶かす。
3 煮沸消毒した別の保存容器に野菜やきのこ、煮干しを詰め、塩水を注ぐ。具材が浸らなかったら、浸かるまで水を加えて、容器内の水と塩水をまぜる。
4 ふたは閉めずに上にのせ、空気が出入りできるようにして、数日常温に置く。
5 表面に泡が立ってきたり、水が白く濁ってきたりしたら、乳酸発酵が順調に進んでいるサイン。酸味も出てきているはず。ふたを閉めて冷蔵庫へ。

容器

保存容器
（ガラスやホーローの瓶や容器）

ポイント

1 乳酸発酵のスピードは、気温によって異なります。気温が高いほど、乳酸発酵が進みますので、こまめに状態を確認しましょう。
2 塩分濃度が低いと腐ってしまいますし、多すぎると塩辛くなってしまいます。保存期間が短いのであれば、塩分濃度は低めで。使う塩によっても、味や発酵のスピードは変わりますので、お好みを見つけてください。
3 2週間程度で食べ切りましょう。

塩の選び方

塩は、低温で結晶化した自然塩を。煮沸せず、昔ながらの製法で、熱と風で水を蒸発させた海水塩は、ミネラルが結晶化しておらず、体内に吸収されやすいのでオススメです。有害ミネラルが取り除かれたものを選びましょう。

食べ方

そのまま食べたり、具材として料理に使ったり、汁は浅漬けや、スープ・煮物の調味料に使ったりできます。最初のうちはサラダ感覚、乳酸発酵が進むにつれて、酸味が増していきます。

※使う野菜やきのこの量で掛け算してください

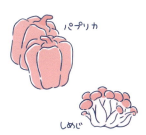

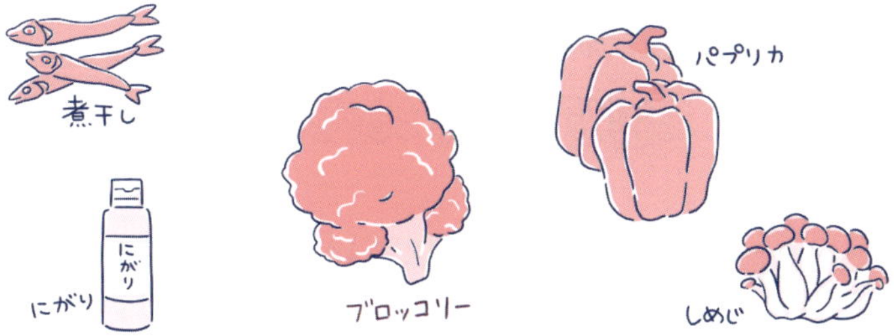

乳酸発酵野菜

材料

基本の材料…………………… 適量
+ミニトマト・にんじん・ブロッコリー・カリフラワー・パプリカ・芽キャベツ（なければキャベツでも）などの抗酸化野菜
+ローズマリーなどのハーブ

作り方

1 ミニトマトはへたをとり、にんじんは短冊切り、ブロッコリーとカリフラワーは小房に分け、芽キャベツは半分に、パプリカは食べやすい大きさに切る。基本の作り方を参考に、ローズマリーも一緒に。

ポイント

1 ミニトマトやパプリカは、赤だけでなく、黄色やオレンジも使うと見た目にも楽しくなります。ミニトマトでなく、トマトでも大丈夫です。食べやすい大きさにして使いましょう。
2 薬味は、香りやうま味アップのためですので、入れなくてもおいしくできます。
3 抗酸化野菜を材料にあげていますが、使い切れずに余った野菜など、材料はお好みでかまいませんので、お好きな野菜でいろいろと試してみましょう。

乳酸発酵きのこ

材料

基本の材料…………………… 適量
+お好きなきのこ
+ゆずなどの薬味

作り方

1 きのこは食べやすい大きさにして、さっとゆで、水気を切る。ゆずは、皮を刻む。基本の作り方を参考に、ゆずの皮としぼり汁も一緒に。

ポイント

1 しいたけ、まいたけ、えのきだけなどは、日に当ててビタミンDを増やしてから使うと、さらに効果がアップします。
2 きのこ類は複数一緒に使う方がうま味が増します。
3 きのこのゆで汁に、栄養が出ています。おみそ汁などに使ったりして、有効活用しましょう。

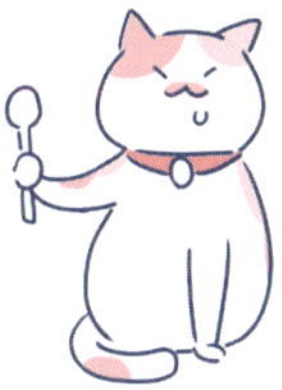

栄養型うつ改善レシピ

納豆のアレンジ

手軽に食べられる納豆は
腸内細菌も喜ぶオススメ食材

複数を組み合わせて、味のバリエーションを楽しみましょう。
おいしい組み合わせを見つけてください。

味のアレンジ

酢、梅干し、みそ、わさび、からし、マヨネーズ、七味唐辛子、刻んだ漬け物(野沢菜、たくあん、きのこなど)など

トッピングをプラス

のり(板のり、あおさ、青のり)、刻みねぎ、みょうが、しそ、穂じそ、すりごま、かつお節、桜えびなど

具をプラス

オクラ、とろろいも、めかぶ、がごめこんぶ
モロヘイヤ、キムチ、大根おろし、しらす、生卵 など

オイルをプラス

えごま油、あまに油、オリーブオイルなど

かけて食べる

豆腐、サラダ、おひたし、刺身 など

ポイント

1 常温で発酵が進むため、食べる20分ほど前に冷蔵庫から出しましょう。
2 発酵により大豆の栄養価が増すだけでなく、栄養素の吸収を阻害する大豆の反栄養素がなくなります。
3 賞味期限が近い物の方が納豆菌は多いです。冷凍保存もできます。

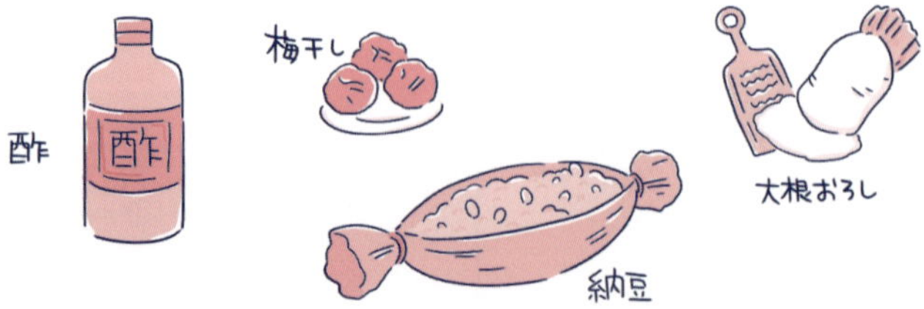

栄養型うつ改善レシピ

お刺身のアレンジ

炎症を抑えるEPAが豊富な青魚。生で食べるのが栄養的に一番です

なめろう風

材料(2人分)

あじの刺身 ……………………… 2尾
長ねぎ ……… 50g(1／2本)(みじん切り)
みそ ……………………… 大さじ1
しょうゆ ……………………… 小さじ1／2
にんにく ……… 小さじ1(すりおろす)
しょうが ……… 小さじ1(すりおろす)

作り方

1 みそ、しょうゆ、長ねぎ、にんにく、しょうがをまぜる。
2 あじに1を混ぜて、できあがり!

ポイント

1 あじ以外に、いわしやさんまでも。
2 梅やしそなどを入れてもおいしいです。
3 にんにくは、あまり多いと胃がムカムカする場合があるので、お好みで調節を。

ハーブオイル漬け

材料(2人分)

魚(いわし、あじ、さんまなど)
……… 刺身用の魚1パック(切り身で)
ハーブソルト ……………………… 適宜
オリーブオイル ……………………… 適宜

作り方

1 魚にハーブソルトをふりかけ、オリーブオイルに浸し、冷蔵庫に入れる。
2 しばらく寝かせたら、できあがり!

ポイント

1 お刺身に余分な水分がついていたら、ペーパータオルで軽くふきとりましょう。
2 ハーブソルトに漬けている時、ラップでふたをしましょう。
3 お刺身としてだけではなく、サラダにのせたり、カルパッチョ風にしたりしても。

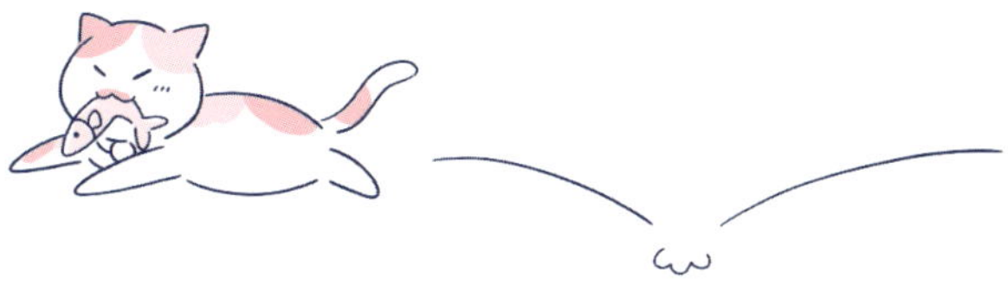

栄養型うつ改善レシピ

マヨネーズ&ドレッシング

良質のオイルでの手作りが無添加でオススメです

オイルは、低温圧搾で抽出された、えごま油、あまに油、オリーブオイル、なたね油(キャノーラ油とは別物)、MCTオイル※などがオススメです。ココナッツオイルは、冬は気温が低いので固まりますが、湯せんで溶かせば、マヨネーズに使えます。

マヨネーズ

材料

オイル……50ml
卵黄……1個
酢(オススメはりんご酢)……小さじ1
塩……小さじ1/8
こしょう……少々

作り方

1 瓶などに、卵黄と塩を入れ、ハンドミキサーなどで混ぜながら、油を少量ずつ入れていく。
2 ボテっと固まってきたら、酢とこしょうを入れて、さっとまぜて、できあがり!

ポイント

1 卵は常温にしておきましょう。オイルは少しずつゆっくり入れないと、固まりません。
2 お酢の代わりにレモン汁を入れたり、こしょうを入れたりすると、香りが広がり、さらにおいしくなります。

ごまドレッシング

材料

ごま……10g
玉ねぎ……20g
にんじん……20g
オイル……50ml
酢……15ml
しょうゆ……15ml

作り方

1 材料をすべて、フードプロセッサーまたは、ミキサーに入れる。
2 ガーッとかきまぜ、滑らかになれば、できあがり!

ポイント

1 ごまだけで、最初にミキサーにかけた方が、ごまがすりおろせ、栄養が吸収されやすくなります。
2 味は薄めなので、たっぷりかけて、栄養をたくさんとりましょう。
3 野菜には、りんご酢などの果実酢がオススメです。

※ MCT オイル:中鎖脂肪酸が主成分のオイル

カラダにいいおやつを！

栄養価が高く
低糖質のおやつを選びましょう

おやつには、タンパク質やビタミン、ミネラルなどの栄養素が豊富なものを。市販のおやつには、添加物が入っているものが多いです。糖質量だけではなく、原材料をしっかりと確認して、できるだけ添加物が入っていないおやつを選びましょう。

おやつ

・ナッツ（アーモンド、カシューナッツ、くるみ、松の実、
かぼちゃの実、ヘーゼルナッツなど）
・豆乳ヨーグルト
（チアシードを入れたり、マキベリーパウダー※をかけたり）
・ココナッツバター（ナッツやくこの実を添えても）　・枝豆
・低糖質スイーツ　・ゆで卵（半熟がオススメ）　・焼き鳥（塩）

※マキベリー：ポリフェノール豊富なスーパーフルーツ。鉄、カリウム、マグネシウムなど多種の成分を含む。

飲み物

・シナモン湯（P122参照）
・炭酸水+レモン/ライム
・ココナッツミルク
（チアシードを入れて、
プディング風にしても）

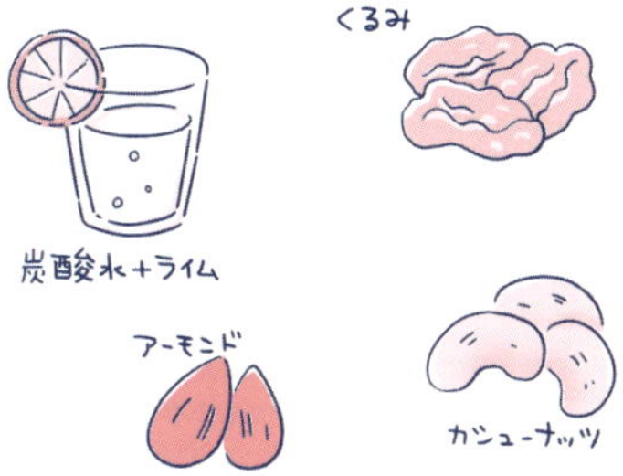

ハーブや香辛料は漢方の生薬です

生薬は“天然サプリ”。下記の4つの生薬は腸管のカンジダ対策になります。
共通の効果は、抗酸化・抗炎症・抗菌、カラダを温める、消化を助ける、食欲増進。

シナモン

（桂枝：けいし）：スパイスの王様

抗糖化：糖化を防いだり、血糖を安定させたりする
気を下げる：気の上昇による不安焦燥・不眠・めまい・頭痛などを和らげる

シナモン湯を飲もう！

ステンレスボトルに、シナモンスティック1本を入れ、500mlの熱湯を注ぎ、一晩置いたらできあがり！　シナモンスティックを煮出したり、シナモンパウダーを使ったりしても。しょうがのすりおろしを入れると一層カラダが温まります。レモンを加えるとさわやかに。

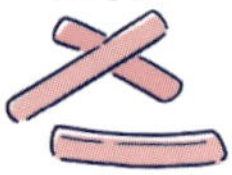

しょうが

（生姜：しょうきょう）

吐き気を止める：つわり、乗り物酔い

しょうが湯を飲もう！

湯200mlにおろししょうがを小さじ1杯、はちみつを少し加えしょうがを煮た湯を飲むとカラダが芯から温まり、その効果が持続します。

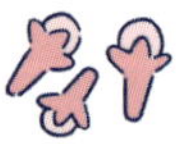

しそ

（蘇葉：そよう）

抗アレルギー：じんましんなどに

しそ湯を飲もう！

鍋に500mlの水と軽く刻んだ青じそ（10枚分）を入れて火にかけ、沸騰したら、弱火で10分ほど煮出し、にがりを数滴入れてできあがり。ゆずやレモンなどを加えると、さわやかな香りが広がります。

クローブ

（丁子：ちょうじ）

強い抗菌作用：口臭予防にも

クローブ水を飲もう！

コップに水とクローブを1個入れて、一晩置き、朝にクローブ水で口をゆすいだり《奥平式》、ペットボトルにクローブを1個入れて飲んだり。口臭改善や、口腔を含む腸管への抗菌対策に。

医食同源
活用しよう！漢方薬

漢方薬は、腸管やカラダのバランスを
整えるのが得意です

鉄欠乏に

人参養栄湯（にんじんようえいとう）

むくみがあれば
当帰芍薬散（とうきしゃくやくさん）

経血の量が多かったり、痔出血があったりすれば
芎帰膠艾湯（きゅうききょうがいとう）

抗炎症に

小柴胡湯（しょうさいことう）

喉が渇いたり、むくみがあったりすれば
柴苓湯（さいれいとう）

のぼせや胃炎があれば
黄連解毒湯（おうれんげどくとう）

鉄不足+抗炎症に
温清飲（うんせいいん）

胃腸が弱い人に

六君子湯（りっくんしとう）

疲労感が強かったり、体重が減ったりしていれば

補中益気湯（ほちゅうえっきとう）

みぞおちがつかえて、口内炎があったり、軟便であったりすれば

半夏瀉心湯（はんげしゃしんとう）

おなかが冷えていたら

大建中湯（だいけんちゅうとう）

便秘時に

桃核承気湯（とうかくじょうきとう）

虚弱で、皮膚や腸が乾燥する人は

潤腸湯（じゅんちょうとう）

虚弱で、うさぎのフンのようなコロコロ便の人は

麻子仁丸（ましにんがん）

痔が気になり、炎症を鎮め、血を補いたい人は

乙字湯（おつじとう）

血流が悪い人に

桂枝茯苓丸（けいしぶくりょうがん）

手足がほてり、唇が乾燥している人の月経不順・不妊に

温経湯（うんけいとう）

イライラに

抑肝散（よくかんさん）

胃腸が弱く、気分が晴れないなら

抑肝散加陳皮半夏（よくかんさんかちんぴはんげ）

急にのぼせたり、不定愁訴が多かったりすれば

加味逍遙散（かみしょうようさん）

日中にあくびが出たり、甘いものが欲しかったりすれば

甘麦大棗湯（かんばくたいそうとう）

憂うつに

柴胡加竜骨牡蛎湯（さいこかりゅうこつぼれいとう）

喉がつまった感じや、胸のつかえがある人は

半夏厚朴湯（はんげこうぼくとう）

半夏厚朴湯タイプで、肋骨下部に張りがある人は

柴朴湯（さいぼくとう）

体力がなくて神経質な人は **香蘇散**（こうそさん）

副腎疲労に

八味地黄丸（はちみじおうがん）／八味丸（はちみがん）

胃腸が弱かったり、胃腸が弱くて手足に冷えがあったりすれば

真武湯（しんぶとう）

胃腸が弱くて、動悸があれば

桂枝加竜骨牡蛎湯（けいしかりゅうこつぼれいとう）

東洋医学も栄養医学も食からの体質改善を重視

栄養医学は西洋医学と東洋医学のよい側面をあわせ持っています

健康　　未病※　　病気

※未病
①血液検査で正常でも不調を感じる場合
②血液検査で異常があるのに不調を感じない場合

西洋医学
原因究明と症状改善を重視

東洋医学
体質改善、個体差、バランス、未病を重視　「医食同源」

栄養医学
血液などの検査で詳しく調べて、未病の段階から体質改善

予防医療は栄養医学から

西洋医学は、各種検査を行って診断し、根本的な体質改善よりも症状改善を優先することが多いです。

一方、東洋医学は体質改善を優先します。薬で熱を下げようと考えるのが西洋医学。必要があり熱が上がったのだから、熱を上げる手助けをしようと考えるのが東洋医学。実際に、風邪で熱が上がるのは免疫力を高めて、早くウイルスを退治するため。葛根湯などの漢方薬には熱を上げる作用があります。栄養医学は西洋医学と同様、検査を通じてカラダの状態を詳しく調べます。また東洋医学と同様、健康と病気の間の未病にアプローチし、体質改善や自己治癒力の向上、予防医学を重視します。

栄養面からみた気血水

東洋医学的に自分の体質をみて
漢方薬も併用してみましょう

「腸を整える」のは漢方の得意分野。抗炎症・抗酸化・抗ストレス作用も期待できます。 漢方薬は、温めたり、免疫系を調整したり、西洋医学にない「気・血・水」視点から心身のバランスを整えてくれる、調整系サプリです。

気＝エネルギー（元気）

気虚（気が足りない）≒ミトコンドリアのエネルギー産生不足
→疲れやすい
気滞（気が滞る）≒自律神経の失調→憂うつ、胸のつかえ
気逆（気が上がる）≒交感神経の過緊張→イライラ、動悸

血＝栄養・血液

血虚（血が足りない）≒鉄やタンパク質などの栄養不足
→集中力の低下、眠りが浅い
瘀血（血が滞る）≒細い血管の血液の流れが悪い→あざ、くま

水＝血液以外の水分

水滞（水が偏る）≒タンパク質代謝の低下（B タンパク欠乏）で、
血管内の水が減って濃縮、
血管の外の水が増える
→むくみ

COLUMN

腸内細菌がビタミンB群をつくる

腸内環境がいいと、カラダにプラスがたくさんあります

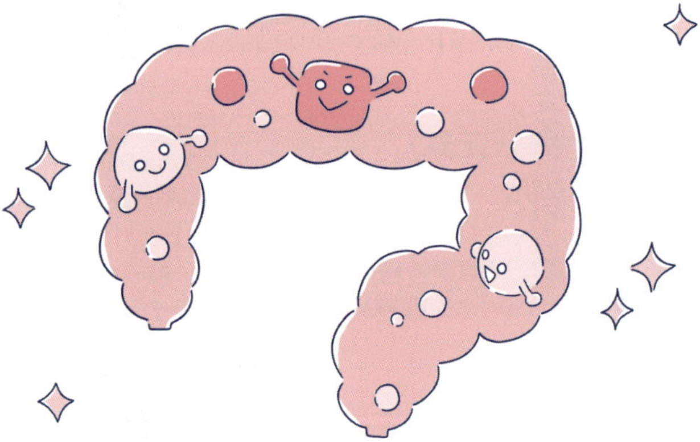

ビタミンB群をつくれる腸にしよう

腸には500種、100兆個とも言われるたくさんの腸内細菌が、腸内環境のバランスを保っています。そして、腸内細菌はビタミンB群をはじめ、セロトニンやGABAなどの神経伝達物質、性ホルモン、血糖調整ホルモン、短鎖脂肪酸をつくっています。ストレス、睡眠や運動の不足、保存料などの添加物、抗生剤は、腸内細菌を減少させ、腸内環境のバランスを崩すため、さまざまな病気につながります。

リラックス、笑い、感動、体内を温めることは腸内環境をよくします。腸をよくして、カラダに大切な物質をつくれるようにしましょう。

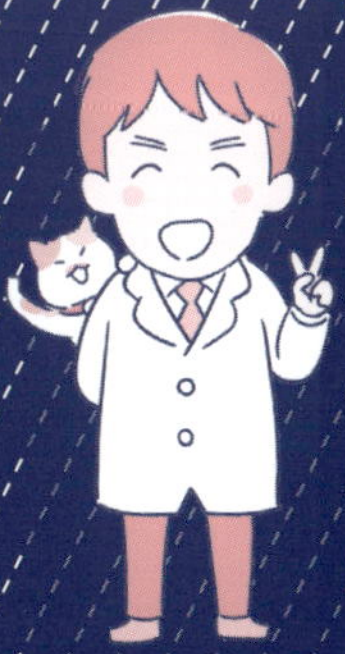

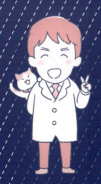

PART 6

血液検査で栄養解析をしよう

血液検査結果がオールAでも、

栄養の問題が隠れているかも…

栄養状態を理解して、

病気に負けないココロとカラダに！

Dr. 奥平式 血液検査の 栄養医学的な読み方

栄養医学的な赤信号・黄色信号
上昇因子・低下因子の確認を

データのチェックは3ステップで！

① **検査会社の参考基準値に入っているか？**

基準値内は、「大きな病気はない」という意味。栄養面では問題があることもあります。

② **栄養医学的な理想値に入っているか？**

理想値内でも、栄養の問題があるかもしれません。

③ **数値をマスクしているものはないか？**

それぞれの数値には、数値を上げる要因（上昇因子）と下げる要因（低下因子）の両方が存在し、上と下とで綱引きをしていることがあります。そのため、絶対値だけではわからないことも。

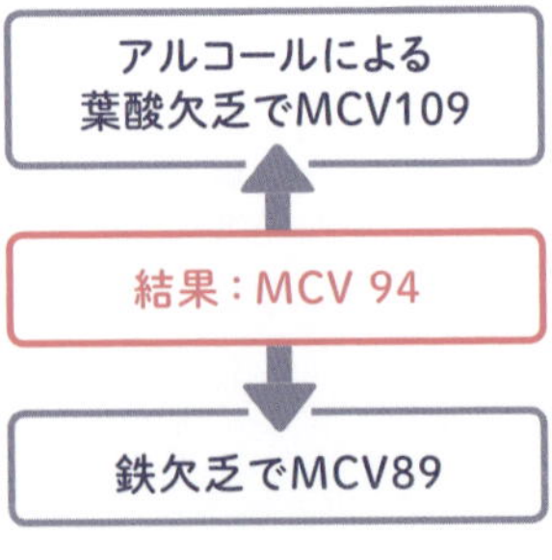

【 例：MCV 】

本来はMCV89で鉄欠乏。アルコールの飲み過ぎによる葉酸欠乏が、上昇因子として値を上に引っ張り、検査結果が94という一見いい値になることがあります。上昇因子と低下因子を推測しながら解釈することが大切です。特に、小さな「脱水」「溶血」「炎症」には注意が必要です。「ALT≒γ-GTP≒BUN」であれば、マスクはないことが多いです。

検査数値を マスクする三大要因

脱水・溶血・炎症が隠れていないか 最初に確認しましょう

	脱水	溶血	炎症
説明	血液中の水分が減り、成分が濃くなっている状態。一部を除き、全体的に数字が高くなる。 ※タンパク質代謝の低下など	血球の膜が弱い（膜障害）ために中身がもれ出ている状態。血液中より赤血球の中の方が濃度が高い項目がもれて値が高く出る。 ※膜障害は①酸化ストレス②膜の弱さの指標	体のどこかで火事が起きている状態。 ※脂肪肝、内臓脂肪、腸管の炎症、強いストレス、歯周病、咽頭炎など
治療	タンパク質代謝の低下は、脱水傾向につながるので、タンパク質とビタミンB群をしっかりとる。	活性酸素による膜のダメージを緩和するために、抗酸化対策としてビタミンC・Eなどをとる。 膜の構成に必要な良質のタンパク質や脂質をしっかりとる。	炎症の原因がどこかを考える。腸管であれば腸内環境の改善を、脂肪肝や内臓脂肪であれば糖質を減らす。過労、睡眠不足も炎症に。 抗炎症にはEPAを。 炎症が強い時は、鉄剤は飲まない。
数値が高めに出る項目	総タンパク（TP）、アルブミン（Alb）、ヘモグロビン（Hb）、ヘマトクリット（Ht）、赤血球（RBC）、尿素窒素（BUN）など。 ※MCV、MCH、MCHCは影響なし	間接ビリルビン（I-Bil）、乳酸脱水素酵素（LDH）、カリウム（K）、AST（GOT）、網状赤血球（Ret）、鉄（Fe）、マグネシウム（Mg）、亜鉛（Zn）、総タンパク（TP）、フェリチンなど。 ※BUN、血糖、コレステロールは、血球の内外の濃度が同じなので影響なし	CRP、銅（Cu）、白血球（WBC）、γグロブリン、フェリチンなど。 ※TIBC、A/G比は低下

栄養型うつ

マンガに出てきた栄養型うつの皆さんの血液検査を詳しく解説します。

Aさん 36歳 女性	関連する主な栄養	初診	6ヵ月後
AST	ビタミンB_6	14 ↓	22
ALT	ビタミンB_6	6 ↓	20
γ-GTP	タンパク質の摂取	8 ↓	17
BUN	タンパク質＋B群	8 ↓	16
総コレステロール	タンパク質＋脂質	157 ↓	213
LDH	ナイアシン（ビタミンB_3）	152 ↓	173
ALP	亜鉛	159 ↓	189
Zn	亜鉛	77 ↓	98
MCV	鉄	88 ↓	94
フェリチン	鉄・タンパク質	17 ↓	51
ヘモグロビン	鉄・タンパク質・亜鉛など	12.4 ↓	14.2

血液検査はすべて基準値内の オールAでも栄養面は赤信号

初診時

検査会社の基準値内でオールA。でも、憂うつ、疲れやすさ、集中力や意欲のなさ、眠りが浅い、イライラ、抜け毛、味覚がおかしいなどの症状が。高タンパク食＋ビタミンB群・アミノ酸・鉄・亜鉛を補充。

6ヵ月後

栄養学的に理想値（青信号）になり、諸症状が改善。ともに低値で「ALT≒γ-GTP≒BUN」の時は、上昇因子の影響（肝や腎機能の障害、飢餓、消化管出血など）がないことが多いです。

赤信号　黄色信号　青信号

鉄不足型の鉄欠乏うつ

鉄子ちゃん 中学2年 女性	初診	3ヵ月後	6ヵ月後
ヘモグロビン（赤血球の鉄）	12.2 ↓	13.1	13.8
MCV（赤血球の大きさ）	85 ↓	90	94
フェリチン（貯蔵鉄／炎症）	8 ↓	26	58
TIBC（①＋②＝トラックの総数）	405 ↑	354	301
血清鉄（①鉄を運んでいるトラック）	64 ↓	82	103
UIBC（②鉄を運んでいないトラック）	341 ↑	272	198
CRP（炎症マーカー）	0.05未満	0.05未満	0.05未満
銅（炎症マーカー）	101	99	103
AST-ALT（炎症マーカー）	16-12=4	18-15=3	19-17=2

フェリチン低値+TIBC高値は、炎症ではなく「鉄不足」

初診時 爪がやわらかく平坦、爪をかむ、意欲低下、憂うつ、疲れやすい、あざ、落ち着きがない、注意散漫、声が小さい、頭痛、冷え、生理前の不調、食が細い。フェリチンが1桁、TIBCが300より大きく上昇していることから、炎症はなく、鉄不足。AST>ALTで脂肪肝による炎症もありません。炎症がないので鉄サプリを開始。

3ヵ月後 食欲回復、爪かみなし。疲れやすさが減って部活を再開。注意散漫が減り、集中して勉強するようになりました。フェリチンやMCVが上昇し、TIBCは300に近づき、鉄不足は改善傾向です。

6ヵ月後 冷え、あざ、頭痛、生理前の不調がなくなり、成績も上がりました。

炎症型の鉄欠乏うつ

鉄美さん 42 歳　女性	初診	3 ヵ月後	6 ヵ月後
ヘモグロビン （赤血球の鉄）	12.4 ↓	13.1	14.0
MCV（赤血球の大きさ）	86 ↓	90	95
フェリチン （貯蔵鉄 / 炎症）	68（炎症で↑）	27 ↓	51
TIBC （①＋②=トラックの総数）	252 ↓	346 ↑	298
血清鉄 （①鉄を運んでいるトラック）	66 ↓	74	102
UIBC （②鉄を運んでいないトラック）	186 ↓	272 ↑	196
CRP （炎症マーカー）	0.43 ↑	0.05未満	0.05未満
銅 （炎症マーカー）	132 ↑	103	99
AST-ALT （炎症マーカー）	35-44=－9 ↓	19-15=4	22-20=2
鉄欠乏（炎症＋鉄不足）	炎症＋鉄不足	炎症解消	鉄不足解消

フェリチン高値+TIBC低値は「炎症」

初診時　疲れやすい、甘いものがやめられない、冷え、氷をかじる、生理前の不調、イライラ。フェリチンは68と一見、鉄が足りていそうな数値ですが、鉄欠乏の症状もあり、鉄不足が隠れていそうです。AST<ALTであること、食生活から、糖質過多による脂肪肝が炎症の原因。TIBCも300を大きく下回っているので炎症を考え、鉄サプリは飲まずに、漢方薬と低糖質・高タンパク食にしました。

3 ヵ月後　憂うつ感が減り、喉のつまり、不眠、疲れやすさ、氷をかじることが消失。炎症がなくなったので、鉄サプリ開始。フェリチンの値は下がり、純粋な鉄不足の指標になりました。

6 ヵ月後　爪のアーチがしっかりして、あざ、冷え、頭痛、抜け毛、ひどい生理痛、注意散漫、イライラが目立たなくなりました。

■赤信号　■黄色信号　■青信号

Bタンパク欠乏うつ

B男君 大学2年　男性	初診	2ヵ月後	4ヵ月後
AST（ビタミンB_6）	12 ↓	18	21
ALT（ビタミンB_6）	7 ↓	14	19
AST-ALT（ビタミンB_6）	5 ↑	4	2
γ-GTP（タンパク質摂取量）	8 ↓	13	18
LDH（ナイアシン：B_3）	144 ↓	159	171
BUN（タンパク質+B群）	9 ↓	13	16
総タンパク	6.5 ↓	6.9	7.4
アルブミン（タンパク質合成）	3.8 ↓	4.0	4.5
総コレステロール（タンパク質+脂質）	156 ↓	179	201
ビタミンB_1	13 ↓	-	-

ALT・γ-GTP・BUN1桁は Bタンパク欠乏かも

初診時　「ゲーム依存」で神経使いすぎ。憂うつ、疲れがとれない、悪夢、朝起きられない、口内炎。低糖質・高タンパク質食+ビタミンB群サプリを開始しました。

①ALT1桁でAST-ALTの差が大きいためB_6不足、②BUN1桁でタンパク質代謝の低下（タンパク質+B群の不足）、③γ-GTP1桁でタンパク質摂取不足、という可能性があります。

2ヵ月後　憂うつ、疲労感、悪夢が減り、口内炎が消失。AST－ALTの差が小さくなり、ALTやBUNが上昇してきたことから、B群不足が改善してきたことが推測できます。

4ヵ月後　タンパク質の摂取により、γ-GTP、BUN、総コレステロールなどが理想値に。集中して授業も聴けるようになり、意欲が出てきました。

亜鉛欠乏うつ

亜鉛次さん 68歳　男性	初診	4ヵ月後
亜鉛	63 ↓	98
銅	96	107
ALP（亜鉛酵素）	116 ↓	163
長谷川式（認知機能の検査）	27/30 ↓	29/30

ALP低値・爪の白いテンテンは亜鉛欠乏

初診時

うつ病の診断で、1年前から睡眠薬2錠と抗うつ薬2錠を服用していました。憂うつ感、味覚障害、食欲低下、体重減少、爪に白い斑点、慢性的な下痢、乾燥肌、傷が膿みやすい。血液中の亜鉛や亜鉛酵素ALPが低く、味覚障害から亜鉛欠乏と診断しました。銅は高くないので、炎症はなさそうです。加工食品を減らすように指導して、低糖質・高タンパク質食+亜鉛50mg /日を開始しました。

2ヵ月後

爪の白いテンテンは2ヵ月後に消失。味覚が少し戻り、食欲が出てきました。

4ヵ月後

亜鉛と銅どちらも100μg/dl程度になり、理想的な値になりました。憂うつ感と味覚障害が消失。下痢や乾燥肌、傷の膿みやすさが軽減し、体重と記憶力が回復しました。元来、うつ病がありましたが、亜鉛欠乏に伴ううつ症状も重なり、症状が重くなっていたと考えられます。

D欠乏うつ

D子さん 33歳　女性	初診	3ヵ月後	6ヵ月後
25（OH）ビタミンD	9.5↓	42	61
フェリチン（貯蔵鉄）	51	53	56
亜鉛	96	94	98
AST（ビタミンB6）	16	18	17
ALT（ビタミンB6）	14	15	15

ビタミンD貯蔵量「25（OH）ビタミンD」をチェック

初診時

鉄とビタミンB群のサプリを常用していました。寒い時期に毎年うつ状態で体調不良。屋内で過ごすことが多く、外出時は紫外線（UV）完全カットの生活。便秘傾向でおなかが張る感じ。風邪やインフルエンザに毎年かかりやすい。アレルギー性鼻炎あり。妊娠を希望。ぽっちゃり体型。ビタミンD貯蔵量を反映する25（OH）ビタミンDが1桁でした。顔以外は適度に日に当たるように指導し、低糖質・高タンパク質食+ビタミンDサプリ1万IU/日を開始しました。

3ヵ月後

25（OH）ビタミンDが2桁になり、朝起きられるように。ビタミンDは腸や気道の粘膜の健康に欠かせません。
憂うつ気分が目立たなくなり、おなかの調子もよく、風邪をひかなくなりました。

6ヵ月後

気分がよく活動的に。この年は、インフルエンザにかからず、花粉症の症状も軽くなりました。また、不妊に悩んでいましたが、妊娠に至りました。

血液検査で栄養チェック!

脱水	Dr. 奥平式理想値	説明
ヘマトクリット (Ht)	40% 黄：(35 未満) 45 以上 赤：(30 未満) 50 以上 ※(　)内は希釈の指標	**高値は血液が濃縮。強いストレスでタンパク質の分解亢進、B 群の需要増で、タンパク質代謝は低下して脱水傾向になる可能性** 上昇因子 脱水、ストレス、喫煙 低下因子 貧血、妊娠

溶血	Dr. 奥平式理想値	説明
間接 ビリルビン (I-Bil)	0.6mg/dl 未満 黄：0.6 以上 赤：0.8 以上	**赤血球の膜が壊れる度合い（溶血=膜障害）** 上昇因子 溶血、抗酸化力が低いために活性酸素が多い(ストレス、睡眠不足、アルコール、喫煙、激しいスポーツ、紫外線、ビタミンC·E不足)、膜の材料であるタンパク質やコレステロールが不足 ※総ビリルビン―直接ビリルビンで計算
乳酸 脱水素酵素 (LDH)	200U/L 黄：(170未満) 240 以上 赤：(150未満) 270 以上 ※(　)内はナイアシン不足の指標	**赤血球、肝臓、心筋・骨格筋などに存在** 上昇因子 溶血、小児、心筋梗塞、肝障害 低下因子 ナイアシン(B_3)不足(個人差大)、抗腫瘍薬·免疫抑制剤
AST (GOT)	20U/L 黄：(17 未満) 30 以上 赤：(15 未満) 40 以上 ※(　)内はB_6不足の指標	**赤血球·肝臓·心筋·骨格筋などに存在** 上昇因子 溶血、肝機能障害(脂肪肝、薬など)、心筋梗塞、激しい運動後 低下因子 ビタミンB_6不足、タンパク質不足
カリウム (K)	3.7 ～ 4.8mEq/l 未満 黄：(3.7 未満) 4.8 以上 赤：(3.5 未満) 5.0 以上	**血管内の溶血ではなく、採血時の溶血で上昇** 上昇因子 採血時の溶血、インスリン欠乏、副腎疲労(アルドステロン↓)、慢性腎不全、細胞の破壊(横紋筋融解、抗がん剤) 低下因子 インスリン過剰(糖質過多)、交感神経過緊張、下痢、嘔吐
網状赤血球数 (Ret)	1% 黄：(0.7 未満) 1.3 以上 赤：(0.5 未満) 1.5 以上	**赤ちゃん赤血球の数。溶血で赤血球が壊れると、赤血球を補うために骨髄でつくられて↑ 正常では赤血球の1%。骨髄の赤血球産生の指標** 上昇因子 溶血、出血後、貧血に対する治療に反応した時 低下因子 巨赤芽球性貧血、甲状腺機能低下症

炎症	Dr. 奥平式理想値	説明
フェリチン	有経女性・子供 50～80ng/ml 黄：100以上 赤：150以上 男性・閉経後の女性 100～150ng/ml 黄：200以上 赤：250以上	**鋭敏な炎症マーカー。鉄の項目も参照** ※鉄不足のマーカーであるが、小さな炎症により高めに出ていないか？　理想値であっても炎症を伴っていることがある 上昇因子　炎症、溶血、悪性腫瘍や肝臓などの細胞が壊れて出てくる場合 低下因子　鉄不足、タンパク質不足
TIBC	300μg/dl 赤：250未満　(350以上) 黄：280未満　(320以上) ※(　)内は鉄不足の指標	**鋭敏な炎症マーカー** **TIBC(鉄を運ぶトラックの総数)＝ 血清鉄(鉄を運んでいるトラックの数)＋UIBC(鉄を運んでいないトラックの数)** 上昇因子　鉄不足 低下因子　炎症、溶血、肝障害、腎障害、タンパク質代謝の低下
銅 (Cu)	100μg/dl 黄：110以上 赤：130以上	**鋭敏な炎症マーカー** 上昇因子　ストレス、炎症 低下因子　タンパク質不足、低栄養、鉄や亜鉛の過剰
CRP	0.05mg/dl未満 黄：0.05以上 赤：0.3以上	**微細な炎症はわからないことがある** 上昇因子　炎症(喫煙、ピル、妊娠、糖尿病、感染、自己免疫疾患など)
白血球数 (WBC)	4000～9000/μl 黄：(4000未満)9000以上 赤：(3000未満)10000以上	上昇因子　細菌感染、アドレナリン、痙攣、激しい運動 低下因子　ウイルス感染
γグロブリン	12～14% 黄：(12未満) 15以上 赤：(10未満) 18以上	**リーキーガットなどでIgG抗体が増えると上昇** **肝細胞の繊維化で上昇** 上昇因子　慢性炎症、脱水、多血症 低下因子　免疫力の低下
A/G 比	1.8 黄：1.8未満 赤：1.5未満	**アルブミン(A)＋グロブリン(G)＝総タンパク** 上昇因子　グロブリン低下(免疫力低下) 低下因子　アルブミン低下(低栄養、低タンパク、肝臓や腎臓の障害)、グロブリン上昇(慢性炎症、自己免疫疾患)
AST-ALT (Ht)	0～2 黄：−1未満 赤：−5未満	**ASTからALTを引いて、差が大きいほど、肝機能障害に伴う炎症も大きいと解釈。糖質過多による隠れ脂肪肝は多い。アルコール性脂肪肝では、ALTの方が小さくなる**

タンパク質関連	Dr. 奥平式理想値	説明
尿素窒素（BUN）	15 ～ 20mg/dl 未満 黄：15 未満（20 以上） 赤：1 桁　（25 以上）	**タンパク質代謝（＝タンパク質＋ビタミンB群）を反映** 上昇因子 低カロリーによるタンパク異化、脱水、上部消化管出血、激しい運動、甲状腺機能亢進症 低下因子 タンパク質やビタミンB群の不足
γ -GTP	20U/L 黄：15 未満 赤：1 桁	**タンパク質の摂取量を反映** 上昇因子 アルコール、薬、グルタチオン（薬や異物の解毒）の需要亢進、脂肪肝、胆石 低下因子 タンパク質の摂取不足、グルタチオン活性の低下
総コレステロール（Tcho）	180 ～ 280mg/dl 黄：180 未満 赤：150 未満 ※LDLは120～160、HDLは60以上	**肝臓でのリポタンパク合成能を反映** 上昇因子 甲状腺機能低下症、前日の飲酒、閉経後 低下因子 タンパク質不足、カロリー不足、肝障害
総タンパク（TP）	7.5g/dl 黄：7.0 未満 赤：6.5 未満	**タンパク質の合成量や摂取量を反映** 上昇因子 脱水、溶血、炎症や感染時のγグロブリン上昇 低下因子 タンパク質不足、肝障害、腎障害
アルブミン（Alb）	4.5g/dl 黄：4.3 未満 赤：4.0 未満	**肝臓のタンパク合成能力を反映。栄養素や薬を体内に運ぶ。低値だと、薬の副作用・むくみの原因に** 上昇因子 脱水 低下因子 タンパク質不足、肝障害、腎障害、感染などの慢性炎症
コリンエステラーゼ	280 ～ 380U/L 未満 黄：280未満（380以上） 赤：230未満（430以上） ※（　）内は脂肪肝の指標	**肝細胞のみで作られる酵素。肝臓のタンパク質合成能力を反映（脂質代謝障害がある時、反映しない）** 上昇因子 脂肪肝、糖尿病、甲状腺機能亢進症 低下因子 タンパク質やB群の不足、肝機能低下
クレアチニン	0.7 ～ 1.0mg /dl 黄：0.7 未満（1.1 以上） 赤：0.5 未満（1.3 以上）	**筋肉量を反映** 上昇因子 腎機能低下、尿管結石、前立腺肥大、脱水 低下因子 筋肉量が少ない、妊娠
A/G 比	炎症（P139）参照	炎症（P139）参照

ビタミンB_6	Dr. 奥平式理想値	説明
AST（GOT）	20U/L 黄：17 未満（30 以上） 赤：15 未満（40 以上） ※（　）内は肝機能障害の指標	ビタミンB_6欠乏の指標。赤血球・心筋・骨格筋・肝臓に存在 上昇因子 肝機能障害（脂肪肝、薬など）、激しい運動後、心筋梗塞、溶血 低下因子 ビタミンB_6不足、タンパク質不足
ALT（GPT）	20U/L 黄：15 未満（25 以上） 赤：1 桁　（50 以上） ※（　）内は肝機能障害の指標	ビタミンB_6欠乏の指標。肝臓に存在 上昇因子 肝機能障害 低下因子 ビタミンB_6不足、タンパク質不足、アルコール

※ AST-ALT の値が大きいほど、B_6不足の可能性。差は、2 以下が理想。
※ AST < ALT：肝機能障害（隠れ脂肪肝など微細なものも含む）があると、B_6不足の参考にはならない。アルコール性肝機能障害の場合は、AST > ALT となるので注意。

ナイアシン（B_3）	Dr. 奥平式理想値	説明
乳酸脱水素酵素 （LDH）	200U/L 黄：170未満（240以上） 赤：150未満（270以上） ※（　）内は肝障害の指標	ナイアシン不足の指標。低値は、コリ回路による糖新生が低下し、乳酸をエネルギーにしにくい可能性 上昇因子 小児、心筋梗塞、肝障害、溶血 低下因子 ナイアシン（ビタミンB_3）不足（個人差大）、抗腫瘍薬や免疫抑制剤の投与

ビタミンD	Dr. 奥平式理想値	説明
25（OH）ビタミンD （25ヒドロキシビタミンD）	40～60ng/ml 黄：40未満 赤：30未満	ビタミンD貯蔵量。皮膚で生合成もしくは摂取したDは、ほぼすべてが肝臓で25（OH）ビタミンDに変換。Dはカルシウムを生成するため、血清Caが上がってきたら、Dの服用量を減らす

抗酸化	Dr. 奥平式理想値	説明
尿酸 （UA）	4.0～7.0mg/dl未満 黄：4.0未満（7.0以上） 赤：3.0未満（8.0以上）	抗酸化物質。低値は抗酸化力が低下し活性酸素により膜障害に。高値も、活性酸素が多いため、代償的に尿酸が上昇している可能性 上昇因子 脱水、痛風、アルコール、ストレス、尿酸排泄低下 アルコールは尿酸をつくる。乳酸は同じトランスポーターを介して尿として出ていくので、乳酸過多は尿酸の排泄障害に。乳酸を下げるには、B群と酸素が大切

鉄	Dr. 奥平式理想値	説明
フェリチン	有経女性・子供 50 ～ 80ng/ml 黄：50 未満 赤：25 未満 男性・閉経後の女性 100 ～ 150ng/ml 黄：80 未満 赤：50 未満	貯蔵鉄の量(例:通帳のお金) 上昇因子 炎症、鉄過剰、溶血、組織障害による逸脱(肝障害、腫瘍、心筋梗塞) 低下因子 鉄不足 鉄不足マーカーであると同時に炎症マーカー(P139参照)
MCV	95fl 黄：93 未満(98 以上) 赤：90 未満(100 以上) ※(　)内はB_{12}・葉酸不足の指標	赤血球の大きさ 上昇因子 ビタミンB_{12}不足(制酸剤で低胃酸。または、Hピロリ感染による萎縮性胃炎に伴う内因子[B_{12}吸収に必要]の分泌低下など)、アルコールによる葉酸不足 低下因子 鉄不足、炎症
TIBC	300μg/dl 黄:320以上(280未満) 赤:350以上(250未満) ※(　)内は炎症の指標	鉄を運ぶことができるトラックの総数=①+② 上昇因子 鉄不足 低下因子 炎症、鉄過剰、溶血、組織障害による逸脱、タンパク質合成の著しい低下
血清鉄 (Fe)	100μg/dl 黄:80 未満 (120 以上) 赤:60 未満 (140 以上)	鉄を運んでいるトラックの数① 上昇因子 鉄過剰、溶血、組織障害による逸脱 低下因子 鉄不足、炎症、夕方採血
UIBC	200μg/dl 黄:220 以上(180 未満) 赤:250 以上(150 未満)	鉄を運んでいないトラックの数② 上昇因子 鉄不足 低下因子 炎症、鉄過剰、溶血、組織障害による逸脱、タンパク質合成の著しい低下
MCHC	32～33% 黄:32未満 赤:31未満	赤血球中のヘモグロビン濃度。鉄欠乏にかなり特異的、MCVが下がってからMCHCも低下 上昇因子 脱水、多血症 低下因子 鉄不足
ヘモグロビン (Hb)	14 ～ 16g/dl 黄：13.5 未満 赤：12.5 未満	赤血球の鉄(財布のお金。優先的にお金を入れるので、最後まで下がらない)

亜鉛・マグネシウム	Dr. 奥平式理想値	説明
アルカリ フォスファターゼ (ALP)	200U/L 黄:170未満(270以上) 赤:150未満(300以上)	**ALPの活性中心は亜鉛で、マグネシウムで活性化するので、不足すると低下** 上昇因子 造骨、成長期、骨粗鬆症、肝疾患、高脂肪食後、アルコール、血液型B型・O型、妊娠後期 低下因子 亜鉛やマグネシウム不足、甲状腺機能低下、遺伝
血清亜鉛 (Zn)	100μg/dl 黄:90未満(140以上) 赤:80未満(180以上)	**血液中の亜鉛** 上昇因子 甲状腺機能亢進、溶血、空腹 低下因子 食後2〜3時間後、夕方採血、糖尿病、アルコール多飲、加工食品などに含まれるリン酸塩、キレート作用のある薬の長期服用(ベンゾジアゼピン系、抗うつ薬、抗てんかん薬、抗生剤、鎮痛剤、高脂血症剤など)
血清亜鉛 / 血清銅 (Zn/Cu)	1.0 黄:0.9未満 赤:0.8未満	**亜鉛と銅、どちらも100μg/dl程度が理想** **銅が高い場合は炎症を示唆** **銅の** 上昇因子 貧血、妊娠 **銅の** 低下因子 低栄養、ステロイド使用
血清マグネシウム (Mg)	2.5mg/dl 黄:4以上 赤:5以上 ※不足に関しては指標とならない	**マグネシウムが過剰の場合にしか、参考にならない** **腎障害やマグネシウム製剤の過剰投与で高マグネシウム血症** 上昇因子 ビタミンD投与、リチウム治療、甲状腺機能低下、溶血 低下因子 慢性下痢、下剤乱用、授乳、アルコール多飲、糖尿病

副腎皮質ホルモン	Dr. 奥平式理想値	説明
DHEA-S	200μg/dl以上 赤:150未満 黄:200未満	**性ホルモンの材料。20代をピークに加齢とともに減少し、理想値も低下。50歳以上、小学生以下は×1/2くらい。著明な日内変動なし**
コルチゾール	15〜20μg/ml 赤:1桁 黄:15未満	**抗ストレスホルモン。早朝がピークで、午後3〜4時に一番低くなる。早朝時に採血を** 上昇因子 ストレス、低血糖、運動、慢性アルコール多飲 低下因子 ステロイド内服、下垂体機能低下

血糖調節障害	Dr. 奥平式理想値	説明
1,5AG	15μg/ml 以上 黄：15 未満 赤：1 桁	食後に血糖が急上昇しているかを判断する指標 過去数日間を反映。1桁の場合は、食後血糖が200mg/dl以上の可能性も。厳格な糖質制限でも1桁に。HbA1cが極めて高く、大量の尿糖の排泄があれば、参考にならない 上昇因子 人参養栄湯・加味帰脾湯に含まれる遠志(おんじ) 低下因子 厳格な糖質制限、SGLT2阻害薬
グリコアルブミン(GA)	14.5% 黄:14未満・15以上 赤:13未満・16以上	過去2週間程度の血糖の平均値。血糖曲線のグラフで、高血糖の面積の総和と低血糖の面積の総和が同じくらいになると、14.5%。低い場合は、低血糖の時間が長い、高い場合は、高血糖の時間が長い可能性 上昇因子 高血糖 低下因子 低血糖、低タンパク
HbA1c	5.0%(NGSP) 黄:4.8未満・5.2以上 赤:4.6未満・6.2以上	過去1～3ヵ月の血糖の平均値。GAと同様、血糖の乱高下の指標にはならない。GA:HbA1c≒3:1であれば、比較的血糖の変動が少ないと判断。血糖の変動が大きいと、GAの方が上昇しやすいため、4:1やそれ以上に差が開く 低下因子 低血糖、貧血、低タンパク、肝機能障害

自律神経(ストレス)	Dr. 奥平式理想値	説明
好中球	55% 黄:50未満、65以上 赤:45未満、75以上	交感神経を反映。アドレナリン受容体あり 上昇因子 交感神経の過緊張(過労、ストレス、過度の集中、攻撃性、不眠、便秘)、細菌感染
リンパ球	40% 黄:30未満、50以上 赤:20未満、60以上	副交感神経を反映。アセチルコリン受容体あり 上昇因子 副交感神経優位(倦怠感、眠気、意欲低下、アレルギー)、ウイルス感染
好中球：リンパ球	5:4	日常のストレス度合いの参考
好酸球	1～2%	上昇因子 アレルギー、寄生虫

甲状腺	Dr. 奥平式理想値	説明
TSH （甲状腺刺激ホルモン）	0.5～2.0μIU/ml 未満 赤：0.4未満　4.0以上 黄：0.5未満　2.5以上	甲状腺を刺激して甲状腺ホルモンを分泌させるホルモン 上昇因子　甲状腺機能の低下 低下因子　甲状腺機能の亢進
FT3 （甲状腺ホルモン）	3.0～4.0pg/ml未満 赤：2.0未満　4.2以上 黄：3.0未満　4.0以上	活性度が高い甲状腺ホルモン 低下因子　LowT3症候群…コルチゾール過多（ストレス、睡眠不足、過労）、エネルギー不足（カロリー・鉄・筋肉量の不足、脂質代謝↓）
FT4 （甲状腺ホルモン）	1.0～1.7ng/dl未満 赤：0.8未満　1.9以上 黄：1.0未満　1.7以上	FT3の前駆物質。活性度が低い コルチゾール↑でT4からT3への変換が妨げられ、甲状腺機能↓。肝臓でT4→T3変換時に、鉄や亜鉛が関与

胃酸	Dr. 奥平式理想値	説明
ペプシノーゲン1 （PG1）	70U/L以上 黄：70未満 赤：30未満	胃酸分泌能を反映：胃液に含まれるタンパク分解酵素ペプシンの前駆物質 上昇因子　炎症や制酸剤による胃酸の産生増加 低下因子　胃粘膜の萎縮（PG2は相対的に増加し、PG1/PG2比は低下）
PG1/PG2	5以上 黄：5未満 赤：3未満	胃粘膜の萎縮の広がりとその程度を反映 5未満：胃炎やピロリ菌で胃粘膜の炎症 3未満：萎縮性胃炎（胃がんリスク↑）
アミラーゼ	100U/L 黄：80未満（120以上） 赤：40未満（130以上）	消化酵素の量を反映。多糖類を加水分解する酵素 上昇因子　膵液または唾液にたくさん含まれるため、これらが逸脱すると上昇、急性膵炎、耳下腺炎 低下因子　慢性膵炎、シェーグレン症候群

糖質	Dr. 奥平式理想値	説明
中性脂肪	70～100mg/dL 黄：60未満　100以上 赤：40未満　150以上	上昇因子　糖質過剰、アルコール過剰、カロリー過剰、肥満、甲状腺機能低下 低下因子　低血糖、厳格糖質制限、カロリー不足、アドレナリン過多、副腎疲労

※理想値は、筆者の日々の臨床上の経験的な目安であり、さらなる検討が必要です。ほかの検査数値や症状、所見も併せて、総合的に解釈することが大切です。その人にとっての理想値は、疾患や病態、個体差、検査会社、検査方法によって変わることがあります。主治医の先生の指示に従いましょう。

脱水・溶血

症例❶ タンパク質代謝の低下による脱水で数値が高めに

30歳代 男性	初診	2ヵ月後	4ヵ月後
総タンパク（TP）	7.8 ↑ ?	7.1	7.2
アルブミン（Alb）	4.6 ↑ ?	4.0 ↓	4.3
ヘモグロビン（Hb）	14.4 ↑ ?	13.5	13.9
ALT	6 ↓	9	17
BUN	8 ↓	9	13
解説	糖質過多でALTもBUNも1桁なのにTPやAlbが青信号？ タンパク質代謝の低下による脱水傾向？	数値が少し下がり、初診時は全体的に少し値が高めに出ていた可能性。TP、Albなどの数値も下がり本来の数字に	AST－ALT＝18-17=1で2以下で、ALTもBUNも2桁になり、タンパク質代謝（＝タンパク質＋ビタミンB群）が改善
治療	低糖質・高タンパク質食＋アミノ酸+B群		低糖質･高タンパク質食+B群
症状	仕事でミスが多くなった。憂うつ、疲れやすい、朝起きられない、口角炎	疲れやすさが減った	朝起きるのが楽になった。疲れなし、憂うつ・口角炎が消失

症例❷ 間接ビリルビンで溶血を確認

20歳代 男性	初診	3ヵ月後	6ヵ月後
AST	38 ↑	24	21
ALT	13 ↓	15	19
LDH	315 ↑	256	189
間接ビリルビン	1.2 ↑	0.9	0.4
網状赤血球数	1.5 ↑	1.3	1.0
総コレステロール	161 ↓	171	201
解説	血球からもれ出た間接ビリルビンやLDH、ASTなどが高く、網状赤血球が増えているので、溶血がある	膜の材料に必要なコレステロールが上昇。血球からもれ出ていた間接ビリルビン、LDH、ASTが低下	間接ビリルビンと網状赤血球が理想値となったため、溶血は消失。AST、ALT、LDHの値からB群も充足
治療	細胞膜を丈夫にするために、コレステロールの材料である良質な脂質やタンパク質をしっかり摂取。B群+抗酸化対策（ビタミンC・E、十分な睡眠）		
症状	疲れやすい、憂うつ、集中力低下。仕事のミスが多い	疲れやすさが減った	疲れなし。活気、持続力、集中力が出てきた

■赤信号 ■黄色信号 ■青信号

症例❸ 脂肪肝でALTがB_6不足の指標でない例

40歳代 男性	初診	3ヵ月後	6ヵ月後
AST	29	27	22
ALT	38 ↑	29 ↑	20
BUN	7 ↓	13	16
コリンエステラーゼ	492 ↑	396	354
解説	AST<ALT、コリンエステラーゼ高値で脂肪肝。肝機能障害があるので、ALTはB_6不足の指標にはならない	AST、ALT、コリンエステラーゼの値が低下してきて、脂肪肝が軽減傾向。タンパク質摂取でBUNが改善傾向	AST > ALTで脂肪肝がなくなり、肝機能は改善。さらに、ALT、BUNも15を超え、タンパク質代謝（タンパク質+B群）も改善
治療	低糖質・高タンパク質食+B群+有酸素運動		
症状	疲れ、憂うつ、イライラ	甘いものを食べなくてもイライラしない	疲れやすさはなく、気分も良い

症例❹ ビタミンB不足に脂肪肝が隠れていた例

30歳代 男性	初診	3カ月後	5カ月後
AST	14 ↓	19	22
ALT	9 ↓	26 ↑	20
LDH	134 ↓	152	179
解説	ほとんど糖質だけの生活。AST > ALTで肝機能障害（脂肪肝）はなし。ALTが1桁、AST − ALT = 5 > 2でB_6不足が推測される。LDHも低めなので、ナイアシン不足もありそう	ほかの医師より「ALTが優位になってきたので、サプリのせいで少し肝臓に負担がかかっていますね」と言われたが、本当にサプリのせいだろうか？　体調は改善傾向にありB群は継続	B群継続で、AST > ALT、差は2以内でB_6が理想値に。サプリによる肝機能障害ではなく、B_6があまりに少なかったために「肝機能障害がマスクされていた」と解釈した
治療	低糖質・高タンパク質食+B群。B_6だけ服用してもASTやALTは同じように回復するが、症状があまり改善しないことが多い。B群全体が不足している可能性があると考えて、B群まるごと服用するといい結果が出ることが多い		
症状	寝ても疲れがとれず、遅刻や仕事でミスが増えた	朝起きるのが楽になり、気分もよくなってきた	疲労感、集中力の低下がなくなった

症例⑤ ビタミンB_{12}や葉酸不足を伴う鉄欠乏

40歳代 女性	初診	3ヵ月後	6ヵ月後
MCV	99 ↑	93	95
フェリチン	21 ↓	43	64
TIBC	398 ↑	322	303
解説	フェリチン低値、TIBC高値で、炎症ではなく鉄不足。制酸剤によりB_{12}の吸収が低下、鉄不足で低値のはずのMCVが高めに	ビタミンB_{12}補充により、MCVの高めの値は解消。鉄補充により、フェリチンやTIBCは理想値に近づいてきた	フェリチンは50を超え、TIBCが概ね300になったので鉄不足は解消「TIBC300ルール」
治療	低糖質&高タンパク質食＋制酸剤をやめる＋ビタミンB_{12}＋鉄		
症状	憂うつ、イライラ、疲労感	憂うつ感が減った	憂うつ、イライラ、疲労感が解消

症例⑥ 間接ビリルビン・血清鉄の高値は溶血

30歳代 女性	初診	3ヵ月後	5ヵ月後
MCV	87 ↓	91	93
フェリチン	31 ↑	28	59
鉄	123 ↑	82	99
TIBC	277 ↓	334	302
間接ビリルビン	1.2 ↑	0.5	0.4
総コレステロール	117 ↓	132	158
解説	間接ビリルビンや血清鉄が高いため、溶血あり。炎症や溶血の時は、TIBCは300より低くなる。低コレステロールの人は膜障害による溶血に注意！	間接ビリルビンの値から溶血は解消。初診時は、溶血でフェリチンや血清鉄がやや高めであった。TIBCは300よりまだ高いので鉄不足	TIBCは300近くになり、MCVも93まで上昇したので、鉄不足は解消。高タンパク質食にして低コレステロールも改善してきた
治療	低糖質・高タンパク質食＋鉄＋抗酸化対策（ビタミンC・E＋睡眠時間を十分に確保）		
症状	疲労感、イライラ、集中力の低下	疲れにくくなってきた	疲労感やイライラなし、集中力あり

鉄欠乏は、鉄不足か炎症か？
TIBC300ルール

高値は鉄不足、低値は炎症

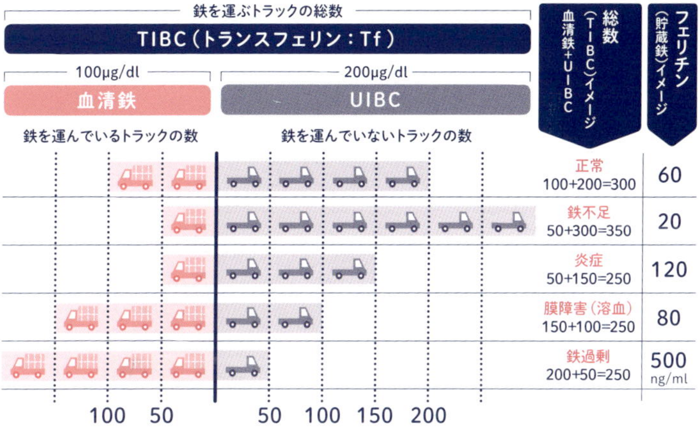

※注意：あまりにもビタミンB群やタンパク質が不足してタンパク質代謝が下がっていると、トラックはタンパク質でできているので、トラックそのものが減ってしまい、300ルールは使えなくなります

血清鉄はタンパク質のトラックで運ばれている

正常では、鉄を運ぶことができるトラック（TIBC）が合計300台。血液中の鉄（=血清鉄）を100個とすると、その鉄を運んでいるトラックの数は同じ数で100台。鉄を運んでいないトラックUIBCは200台。鉄不足では、トラックは増産されTIBCは300台より上昇。炎症では、血液中の鉄もトラックも減らしてTIBCは300台より低下。また、赤血球の膜が破けると、中から鉄がもれ出て血清鉄は上昇。血清鉄が低い時はまずは〝炎症で鉄を流さないようにしている？〟、血清鉄が高い時は〝膜が破けて溶血？〟と考えましょう。

慢性炎症がセロトニンの生成を阻害

炎症で脳内に神経毒が増える

ストレス過多やリーキーガットなどの慢性炎症があると、セロトニン経路が抑制されて、セロトニンやメラトニンの生成が低下します。そして、キヌレニン経路にトリプトファンがより流れて、キノリン酸という神経毒が増えてしまいます。

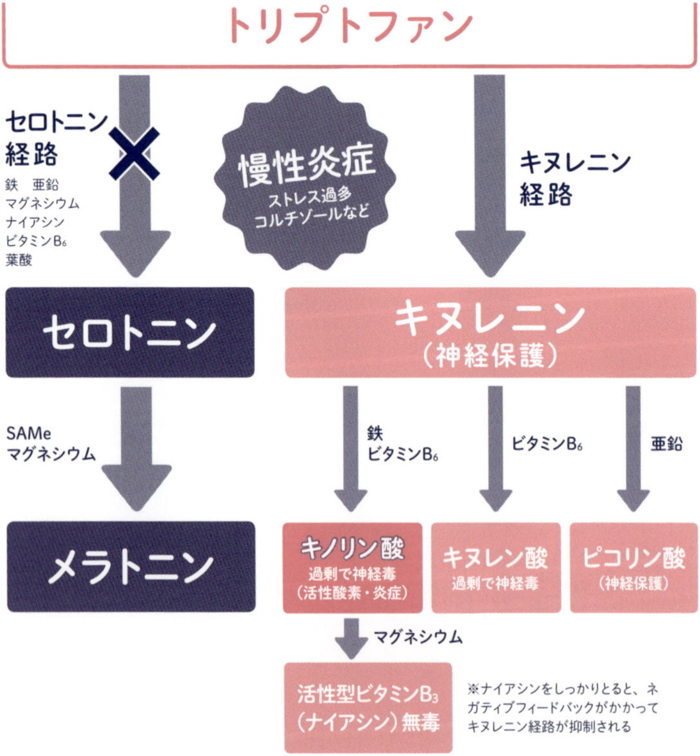

5時間糖負荷試験のイメージ図を書いてみよう

1,5AGから「血糖の立ち上がり」を
グリコアルブミンから「面積」を

糖尿病の診断はHbA1c（ヘモグロビンA1c）を測定しますが、数カ月の血糖の平均なので血糖が乱高下しているかはわかりません。一方、糖質摂取後5時間にわたり血糖を測定すると、血糖の乱高下がわかり、血糖調節障害の診断に使えます。ですが保険対象外なので、1,5AGとグリコアルブミンの値からイメージ図を推測しています。1,5AG低値は、血糖の立ち上がりがより急激で、1桁は食後血糖200mg/dl以上かもしれません。

グリコアルブミンは過去２週間の血糖の平均。14.5より低い時は２週間の「高血糖の面積の総和」より「低血糖の面積の総和」が低い可能性。このような時は低血糖の時間があると考え、低糖質のおやつなどで間食をしてもらう。

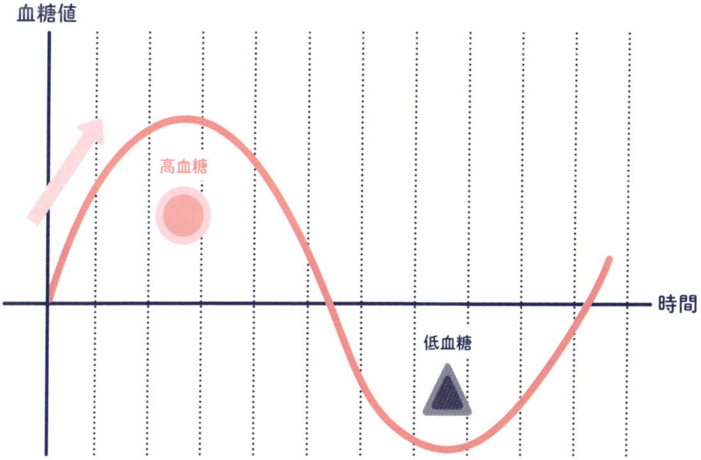

グリコアルブミンから、次のように推測できる
・14.5（理想値）：○の総面積と△の総面積が同じくらい
・> 14.5：○の総面積の方が大きいと、高血糖の時間が長い可能性
・< 14.5：△の総面積の方が大きいと、低血糖の時間が長い可能性

糖をつくる力が弱い人は、低血糖に注意

肝臓が悪い人、筋肉が少ない人は
低血糖に注意しましょう

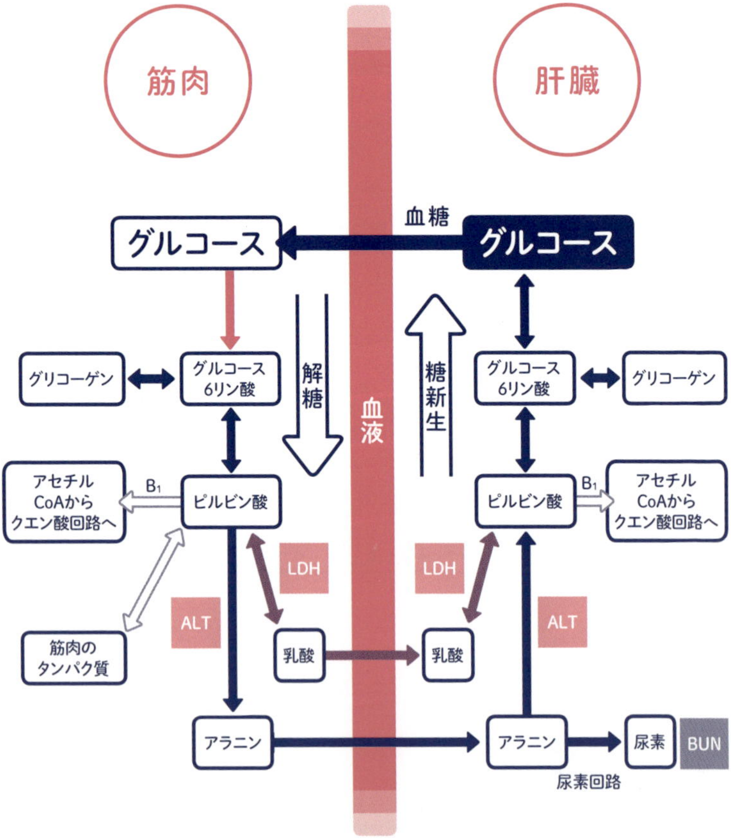

ALT、LDH低値の人は、糖新生力が弱いかも

　糖新生力とは、糖をつくり出す力のことです。肝臓における糖新生でグルコース（糖）が血液中につくり出されます。その代表的な糖新生の仕組みが、①アラニン（アミノ酸）を材料としたグルコース・アラニン回路、②乳酸を材料としたコリ回路。それぞれ、①は「ALT（アラニン・アミノ・トランスフェラーゼ）」を、②は「LDH（乳酸脱水素酵素）」を必要とします。ALTやLDHが低い人は、糖新生力が弱い可能性があるので、極端な糖質の制限は避けた方がいいかもしれません。

　また、筋肉は、肝臓と異なり、グルコース6リン酸をグルコース（糖）に変換する酵素がないので、直接グルコースを生み出せません。さらに、肝臓に比べて筋肉では、糖を少ししか、グリコーゲンとして貯蔵できません。

　筋肉では、グルコース、グリコーゲン、乳酸などのエネルギーの材料が不足した時に、筋肉（アミノ酸）を分解してエネルギーをつくります。そのため、カロリー不足が続いて筋肉が少なくなると、糖新生力も低下し、低血糖になりやすくなる可能性があります。

　カロリー計算をする必要はありませんが、おおよその適正カロリーを守ることは大切です。明らかなカロリー不足では、せっかく摂取したタンパク質もカロリー消費に使われてしまい大切な役割を果たせません。

※グリコーゲン・アラニン・乳酸：糖の貯蔵形態
※ピルビン酸・アセチル CoA：糖の代謝物
※アセチル CoA：糖やアラニン、乳酸をもとに、「ピルビン酸⇒アセチル CoA ⇒クエン酸回路（エネルギー産生）」でエネルギーをつくり出す。
※糖新生と解糖系：肝臓などで糖をつくり出すことを糖新生、筋肉などで糖を壊してエネルギーにすることを解糖系という。細胞の中に取り込まれたグルコースは、解糖系→クエン酸回路→電子伝達という経路を通ることで、エネルギー（ATP）に変換される。
※ ALT が低値の時には B_6 不足、LDH が低値の時にはナイアシン不足の参考となるが、これらは糖新生に関与しているため、低値の場合は、糖新生も弱いかもしれないという情報になる
※尿素：アミノ酸の最終代謝物質。尿素窒素（BUN）は、尿素のうちの窒素（N）だけをとったもの。そのため、BUN はタンパク質代謝を反映。各組織で生成したアンモニアの窒素はグルタミンまたはアラニンとして血流で肝臓に運ばれる。肝臓においてアンモニアはこの尿素回路で尿素に変えられる。

副腎皮質ホルモンは3種類

材料はコレステロール

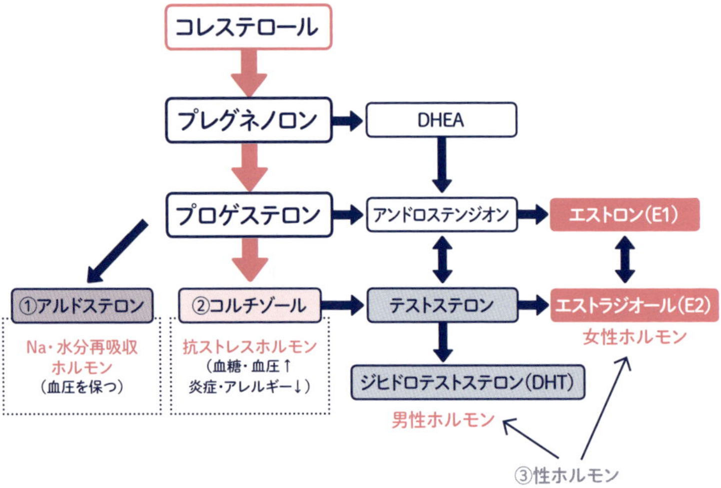

ストレス過多で性ホルモン低下「コルチゾールスティール」

炎症・アレルギー・低血糖などの身体的ストレスや、精神的ストレスが多いと、コルチゾールがたくさん必要になり、原料であるコレステロールが、コルチゾールの産生のために優先的に使われてしまいます。性ホルモンの産生に十分に材料が回らず、コルチゾールが材料をSteal（盗む）ということから、「コルチゾール・スティール」といわれています。性ホルモン不足の症状（月経不順、性欲減退など）が出てくることがあります。

血液検査でDHEA-Sが低い時は、コルチゾールにスティールされているかも。20～40歳代なら200μg/dl以上が理想です。

メチレーション[※1]による2つのうつ分類

	低メチル化タイプ	高メチル化タイプ
うつ状態の人の構成比	高い	低い
多い疾患	うつ病・強迫性障害・自閉症	妄想型統合失調症・ADHD・不安発作
効きやすいサプリ	メチオニン・SAMe	葉酸・ナイアシン
大量投与で悪化しやすいサプリ	葉酸・ナイアシン	メチオニン・SAMe
高タンパク（メチオニン）の必要性	高い	低い
抗うつ薬（SSRI）	合う	合いづらい
血清ヒスタミン（ng/ml）	70以上（抗ヒスタミン薬が効きやすい）	40以下（抗ヒスタミン薬が効きにくい）
好塩基球の数[※2]	70以上	30以下
シナプス前膜の神経伝達物質の再取り込みを行う「輸送体」の数	メチル化が低下して（アセチル化が優位）遺伝子発現が促進されて輸送体が増える	メチル化が促進して（アセチル化が劣位）遺伝子発現が制御されて輸送体が減る
シナプス間に放出される神経伝達物質（セロトニン・ドーパミン）	少ない	多い
その他の特徴	・季節性アレルギー ・真面目で完璧主義、努力家	・化学物質アレルギー

体質で効きやすいサプリが違う

メチル化とは、遺伝子発現のスイッチを「オフ」にすること、つまり遺伝子発現が起こらないということです。メチル化が高くなる（遺伝子発現が起こらない）と、再取り込みの輸送体の数が減ります。その結果、神経細胞同士のシナプスの間のドーパミンやセロトニンが増えすぎてしまい、幻覚妄想や興奮を引き起こす可能性が。一方、メチル化が低くなる（遺伝子発現が起こる）と、再取り込み輸送体が増えるので、シナプス間のセロトニンが減り、うつ状態となる可能性があります。低メチル化ではSAMe（サミー）や高タンパク（メチオニン）の必要性が高くなります。

※1：メチル化（メチレーション）=遺伝子を発現しないようにすること
※2：好塩基球の数=白血球数×好塩基球（BASO）の割合（%）÷100

あとがき

鉄欠乏女子（テケジョ）を救え！

2017年に『マンガでわかる ココロの不調回復食べてうつぬけ』（主婦の友社）という書籍を出させていただきました。貧血のない鉄欠乏で、ココロやカラダに不調をきたしている女性は多く、その影響は子どもにも及びます。テケジョとテケコ（鉄欠乏の子ども）を救いたいと思い、特に、鉄について詳しく書きました。貧血まで至らない鉄欠乏を見抜くために、「フェリチンの必須項目化」が望まれるということについても、強く訴えました。

今回は、『栄養型うつ』。鉄だけではなく、その他の栄養もうつに影響しますし、『栄養型うつ』と呼ぶことで、栄養がうつに影響していることが、より伝わりやすいのではと思い、使い始めた言葉です。

企業のストレスチェックに血液検査結果を活用

健康診断の血液検査がすべて基準値内でオールAでも、実際には体調がよくない人がたくさんいます。産業医面接に、栄養指導を取り入れたところ、面接者の回復の違いは歴然です。ストレスチェックに、人間ドックや健康診断の血液検査結果、この書籍にあるような栄養チェック表を活用することが、メンタルヘルス対策には急務です。私の経験では、薬物治療を必要とする人が、産業医面談を受けた人の中で50%から30%に減りました。早期発見を早期栄養指導につなげることが企業のメンタルヘルス対策の鍵です。

そのためには、栄養に関する社員研修も必要です。見逃されている栄養面の問題を解決することで、個人や企業のパフォーマンスの向上が期待できます。

栄養精神医学

一般の方には『栄養型うつ』という言葉を、医療関係者には「栄養精神医学」という言葉を使って、食事や栄養が精神症状に影響することを伝えています。食事や栄養の観点から精神症状にアプローチする「栄養精神医学」を深めるために、2016年に「日本栄養精神医学研究会」を発足し、定期的に会を開催しています。メンタルヘルス領域での食事や栄養は、まだ重要視されていないので、その重要性を広めるためでもあります。

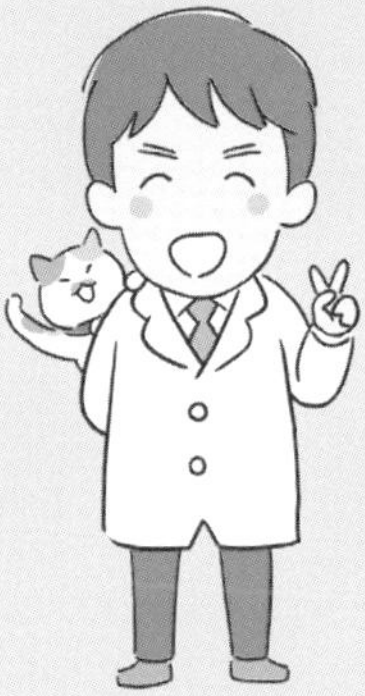

みんなで力を合わせて
〜メンタルヘルスは食事から〜

栄養学的治療や漢方・食事について、多くの先生方から学ばせていただいており、感謝の気持ちでいっぱいです。西洋医学に、東洋医学的視点、栄養学的視点を取り入れると、治療効果は必ず上がります。院内、院外の医療関係者がもっと連携して、食事や栄養指導も含め、患者さんをサポートする体制を整えることが大切です。

「精神疾患で苦しむ人や、自殺者を減らしたい」と思い、日々活動しています。私のトレードマークは「ピース」。ピースをすると患者さんもご家族も笑顔になります。一人でも多くの人が、真の笑顔を取り戻せるように、食事や栄養の大切さを全国に広めたいと思っています。ですが、私一人の力では、到底なし得ません。ぜひ、周りの方々に、食事や栄養の重要性を伝えていただければと思います。力を貸してください。一緒に頑張りましょう。

参考文献

・ハーパー・生化学 原書 30 版，丸善出版，2016
・ヒューマン・ニュートリション―基礎・食事・臨床―第 10 版，医歯薬出版，2004
・ポケットアトラス栄養学，ガイアブックス，2014
・T. S. Sathyanarayana Rao, et al.: Understanding nutrition, depression and mental illnesses, Indian J Psychiatry, 50(2): 77-82, 2008
・Benton D, Haller J, Fordy J: Vitamin supplementation for 1 year improves mood, Neuropsychobiology, 32(2): 98-105, 1995
・Bottiglieri T: Folate, vitamin B_{12}, and neuropsychiatric disorders, Nutr Rev, 54(12): 382-390, 1996
・Shaheen E Lakhan and Karen F Vieira: Nutritional therapies for mental disorders, Nutr J, 2008; 7: 2
・Hoes MJ: L-tryptophan in depression, Journal of Orthomolecular Psychiatry, 4: 231, 1982
・Vitamin D, 4th Edition: Vol.2: Health, Disease and Therapeutics, Academic Press, 2017
・Sepehrmanesh Z, et al.: Vitamin D Supplementation Affects the Beck Depression Inventory, Insulin Resistance, and Biomarkers of Oxidative Stress in Patients with Major Depressive Disorder: A Randomized, Controlled Clinical Trial, J Nutr, 146(2): 243-248, 2016
・中村道子：微量元素と精神神経疾患 - 微量元素：精神医学における現在の知見と臨床，Biomedical Research on Trace Elements, 16(1): 12-18, 2005
・鉄剤の適正使用による貧血治療指針 改訂 第 3 版：日本鉄バイオサイエンス学会，2015
奥平智之：栄養精神医学（2）鉄欠乏改善でレジリエンスの向上を！，精神看護 (21)3: 264-271, 2018
・Kim J, et al.: Iron and Mechanisms of Emotional Behavior, J Nutr Biochem, 25(11): 1101–1107, 2014
・Sheikh M, et al.: The efficacy of early iron supplementation on postpartum depression, a randomized double-blind placebo-controlled trial, Eur J Nutr, 56(2): 901-908, 2017
・Vahdat Shariatpanaahi M, et al.: The relationship between depression and serum ferritin level, European Journal of Clinical Nutrition, 61(4): 532–535, 2007
・高後裕，生田克哉：慢性炎症と貧血 - 鉄代謝ホルモン ヘプシジン，日本内科学会雑誌 94(6): 1158-1164, 2005
・亜鉛欠乏症の診療指針，一般社団法人日本臨床栄養学会，2018
・Nowak G, et al.: Effect of zinc supplementation on antidepressant therapy in unipolar depression: a preliminary placebo-controlled study, Pol. J. Pharmacol, 55(6): 1143-1147, 2003
・Swardfager W, et al.: Zinc in depression: a meta-analysis, Biol Psychiatry, 74(12): 872-878, 2013
・Jessica W, et al.: Zinc, Magnesium, Selenium and Depression: A Review of the Evidence, Potential Mechanisms and Implications, Nutrients, 10(5): 584, 2018

・キャロリン ディーン：奇跡のマグネシウム，熊本出版文化会館，2009
・KH Chun, et al.: The relationship between serum lipids and depression, J Lipid Atheroscler, 3(1): 11–19, 2014
・Jerome Sarris, et al.: Adjunctive Nutraceuticals for Depression: A Systematic Review and Meta-Analyses, Am J Psychiatry, 173(6): 575-87, 2016
・Ford AC, et al.: Small intestinal bacterial overgrowth in irritable bowel syndrome: systematic review and meta-analysis, Clin Gastroenterol Hepatol 7(12): 1279-1286, 2009
・江田証：小腸を強くすれば病気にならない 今、日本人に忍び寄る「SIBO」（小腸内細菌増殖症）から身を守れ！，インプレス，2018
・中島淳ら：私はこう治療する Leaky Gut Syndrome (LGS)，診断と治療 102(7)：1085-1089, 2014
・Severance EG, et al.: Candida albicans exposures, sex specificity and cognitive deficits in schizophrenia and bipolar disorder, NPJ Schizophrenia, 2016
・Severance EG, et al.: Probiotic normalization of Candida albicans in schizophrenia: A randomized, placebo-controlled, longitudinal pilot study, Brain, Behavior, and Immunity 62: 41–45, 2017
・Berk M, Williams LJ, Jacka FN, et al.: So depression is an inflammatory disease, but where does the inflammation come from? BMC Medicine11.1-16200, 2013
・功刀浩：うつ病・自閉症と腸内細菌叢，腸内細菌学 32(1): 7-13, 2018
・Ergun C, et al.: A review on the relationship between gluten and schizophrenia: Is gluten the cause?, Nutr Neurosci 21(7): 455-466, 2018
・Corvaglia L, et al.: Depression in adult untreated celiac subjects: Diagnosis by the pediatrician, American Journal of Gastroenterology, 94(3): 839-843, 1999
・Lombardo L, et al.: Increased incidence of small intestinal bacterial overgrowth during proton pump inhibitor therapy, Clin Gastroenterol Hepatol, 8(6): 504-508, 2010
・日本食品成分表 2018 七訂，医歯薬出版，2018
・宮澤賢史：「なんとなく不調」の原因かも!? 大人のフードアレルギーを治す食べ方，マガジンハウス，2018
・Tondo L, Rudas N: The Course of seasonal bipolar disorder influenced by caffeine, J Affective Disorder, 22(4): 249-251, 1991
・NPO 法人食品と暮らしの安全基金：心身を害するミネラル不足食品，食品と暮らしの安全，No.334, 2017
・荻野恭子：「乳酸発酵漬け」の作りおき，文化出版局，2017
・藤田紘一郎：乳酸発酵やさい漬けでもっと健康！，宝島社，2018
・溝口徹：「うつ」は食べ物が原因だった！，青春新書インテリジェンス，2018
・ウィリアム・ウォルシュ：栄養素のチカラ，ら・べるびぃ予防医学研究所，2017
・Agnoli A, et al.: Effect of s-adenosyl-l-methionine (SAMe) upon depressive symptoms, J Psychiatr Res, 13(1): 43-54, 1976
・吉冨信長：第 15 回日本栄養精神医学研究会 in 東京．脳と栄養 / 腸と栄養，2018.9.30
・奥平智之：マンガでわかる ココロの不調回復 食べてうつぬけ，主婦の友社，2017

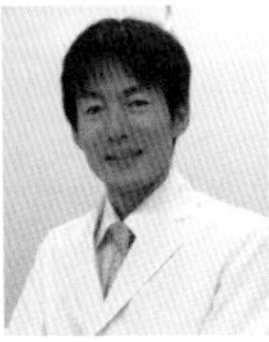

奥平智之

おくだいら ともゆき

精神科医・漢方医
日本栄養精神医学研究会 会長(https://www.j-np.net)
医療法人山口病院 精神科部長(埼玉県川越市)

「メンタルヘルス(心の健康)は食事から」。個々の体質や病態に合わせ、食事を中心に栄養や漢方を取り入れた診療を実践している。また、食事や腸管の重要性、血液検査を活用した栄養解析、認知症、東洋医学、減薬などについて全国で講演を行っている。著書『マンガでわかる ココロの不調回復 食べてうつぬけ』(主婦の友社)で、貧血がない鉄欠乏状態の女性を鉄欠乏女子(テケジョ)と名付け、見逃されている鉄欠乏に伴う心身の不調に対して注意喚起をしている。鉄のみならず、多くの栄養学的な問題が、メンタルヘルスの分野で重要視されていないことから、「栄養型うつ」と命名し、栄養精神医学の大切さを啓蒙している。

日本うつ病学会評議員・双極性障害委員会フェロー、食事栄養療法倶楽部代表、日本認知症ネットワーク代表、埼玉若手漢方医会会長、日本鍼灸師医師交流会会長、県立特別支援学校校医、産業医、認知症専門医など。

HP　https://www.dr-okudaira.com
ブログ　http://mhealth.jugem.jp
FB　https://www.facebook.com/okudaira.tomoyuki

血液栄養解析《けつえきえいようかいせき》を活用《かつよう》! うつぬけ食事術《しょくじじゅつ》

2019年2月10日 初版第一刷発行
2023年4月15日 初版第七刷発行

著者	奥平智之《おくだいらともゆき》
発行者	小川真輔
発行所	KK ベストセラーズ 東京都文京区音羽 1-15-15 シティ音羽 2 階　〒 112-0013 電話　03-6304-1832（編集） 03-6304-1603（営業）
装幀	志野原遥（monostore）
印刷所	近代美術
校正	植嶋朝子
編集協力	馬場千枝、亀坂まゆみ、奥野英美
漫画・イラスト	にゃんとまた旅 / ミューズワーク

ISBN978-4-584-13902-8 C0077